WOMAN FIT

20 TO SHAPE

20 BODYWEIGHT-ÜBUNGEN
20 WIEDERHOLUNGEN
36 WOCHEN TRAININGSPLÄNE

RALF OHRMANN

EMF

EIN BUCH DER
EDITION MICHAEL FISCHER

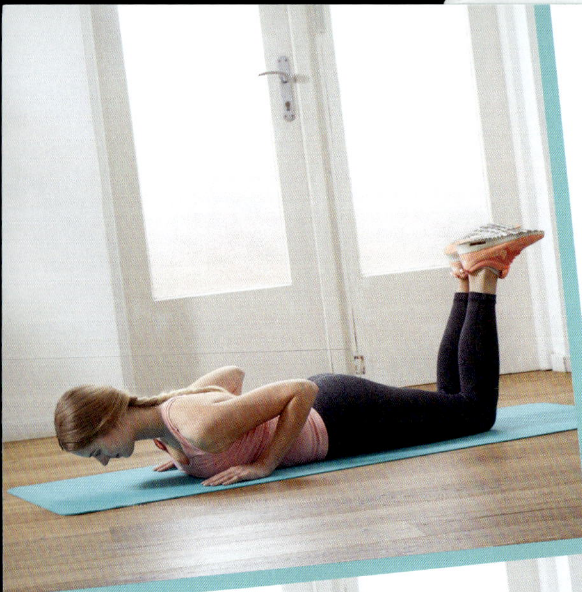

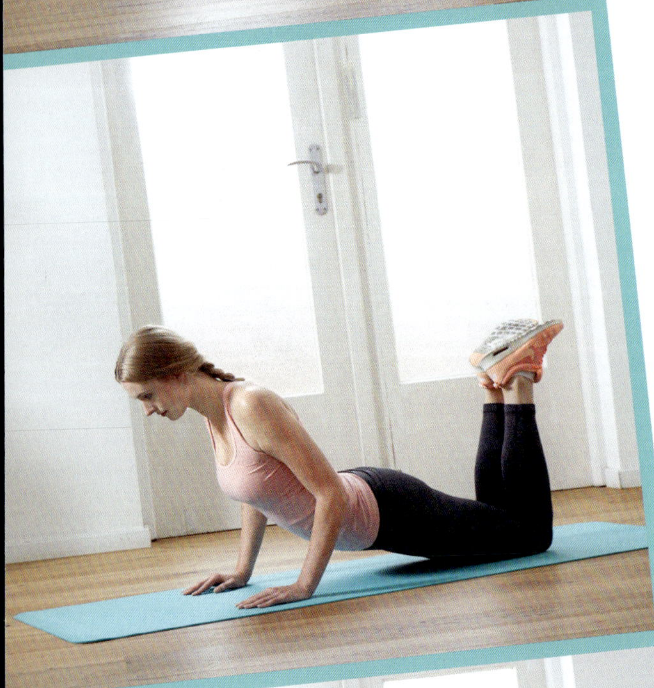

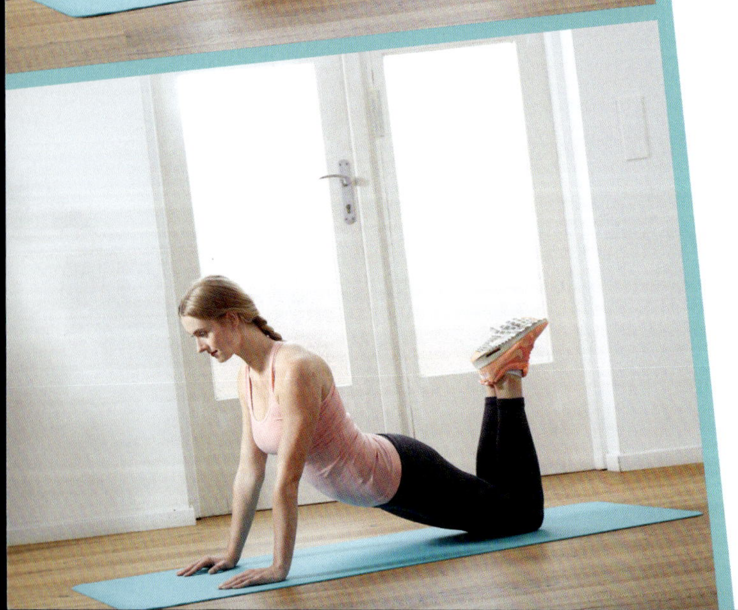

INHALT

DEINE WOHLFÜHLFIGUR 9

TRAINING FÜR KÖRPER & GEIST 10

Warum ich die 20-to-Shape-Methode entwickelt habe 10

Trainieren mit der 20-to-Shape-Methode 11

20 Übungen, 20 Wiederholungen: Dein Ziel immer vor Augen 12

Die Schwierigkeitsstufen des 20-to-Shape-Programms 13

Trainingsplanung: Werde dein eigener Coach 16

RESULTATE STATT AUSREDEN 19

Dein Vertrag mit dir selbst 19

DEIN TRAINING 21

EHRLICHES TRAINING STATT FALSCHE VERSPRECHEN 22

#WOMANFIT: Warum Frauen anders trainieren als Männer 22

WARM-UP & MOBILISATION 24

Zombie Walk Kick 25

Low Kick 26

Einbein-Stand mit halber Kniebeuge 27

Ischiocrurale Gruppe & Lendenwirbelbereich 28

Trainingsplan Warm-up: Muskeln und Kreislauf in Schwung bringen 29

BEINE 30

Lunges im Wechsel 31

Einseitige Lunges 32

Einseitige Lunges mit Wippen 33

Halber Jumping Jack Squat 34

Ganzer Jumping Jack Squat 35

Ganzer Jumping Jack Squat & Stabilisation 36

Side Kick 37

Side Kick mit Wippen 38

Side Kick mit Bandwiderstand 39

ARME & SCHULTERN 40

Stütz mit Shoulder Dip 41

Gerollter Push-up 42

Push-up mit Band 43

Wippen in der Plank 44

Plankwippe mit Absenken des Körpers 45

Plankwippe mit Absenken & Beinheben 46

Dips an einer Kante 47

Dips mit weiter vorgestellten Beinen 48

Dips mit hochgestellten Beinen 49

Einarmiges Trizepsstrecken 50

Trizepsstrecken mit beiden Armen gleichzeitig 51

Trizepsstrecken mit Bandwiderstand 52

BAUCH 54

Einseitige Knee Grabs 55

Knee Grabs 56

Knee Grabs mit Zusatzgewicht 57

Plank Twist 58

Plank Twist mit Bodenkontakt 59

Plank Twist mit Bodenkontakt & Wippen 60

Diagonal Crunch über Kniehöhe 61

Diagonal Crunch über Schienbeinhöhe 62

Diagonal Crunch über Fußhöhe 63

Waage Twist 64

Waage Twist mit Zusatzgewicht 65

Waage Twist mit Zusatzgewicht & Bodenkontakt 66

PO 68

Pinkelnder Hund 69

Pinkelnder Hund mit Side-Kick 70

Pinkelnder Hund mit Bandwiderstand 71

Brücke mit Beinheben 72

Hohe Brücke mit Beinheben 73

Brücke mit Beinheben & mit Bandwiderstand 74

Liegestütz mit Beinheben im Wechsel 75

Liegestütz mit einseitigem Beinheben 76

Liegestütz mit Beinheben & Wippen 77

Halbe Squats Jumps 78

CARDIO 80

High Knees mit Seitbewegung 81

Skating Jumps 82

Aufgestellter Mountain Climber 83

Halber Burpee mit tiefem Side Walk 84

DEINE TRAININGSPLÄNE 87

WERDE DEIN EIGENER COACH 88

Das Baukastenprinzip – Stück für Stück zum kompletten Workout 88

Wie oft solltest du trainieren? 89

Woche für Woche – So gestaltest du deinen Trainingsplan 90

Beste fitte Freundinnen – die Challenges 102

DEINE GESUNDHEIT 107

DAS DIÄTEN-MISS-VERSTÄNDNIS 108

Was eine ausgewogene Ernährung in deinem Körper bewirkt 108

Meine Abnehm-Booster – Hacks, die dir beim Abnehmen helfen können 113

Abnehm-Booster: Wochenpläne für jedes Level 116

NATÜRLICHER GENUSS 117

20 Rezepte für deine Wohlfühlfigur 117

FRÜHSTÜCK

Very Berry Smoothie 118

Apfel-Haferflocken-Pancakes 118

Overnight-Oats mit Kakao-Nibs 119

Omelett mit Pilzen & Blattspinat 120

Orientalischer Quinoasalat 120

Scharf gefüllte Avocado 121

MITTAGESSEN

Belugalinsensalat mit Kürbis und Grapefruit 122

Zucchini-Karotten-Küchlein mit Kräuterquark 123

Steak im Champignonsalat 124

Buchweizencrêpes mit Frischkäse-Lachs-Füllung 126

Marinierter Lachs mit Fenchel-Möhren-Gemüse 128

Papaya-Hirse-Salat mit Kürbiskernen 129

ABENDESSEN

Hähnchen-Kokos-Curry 130

Kürbis-Spinat-Dal mit Ingwer und Chili 132

Limetten-Avocado-Suppe mit Garnelen 133

Hackbällchen mit Raita & Zucchini-Lauch-Gemüse 134

Bohnen-Thunfisch-Salat 136

SNACKS

Zucchini- & Süßkartoffel-Chips 138

Chia-Kokos-Powerballs 138

Bunter Trailmix 138

DEINE TRANSFORMATION 138

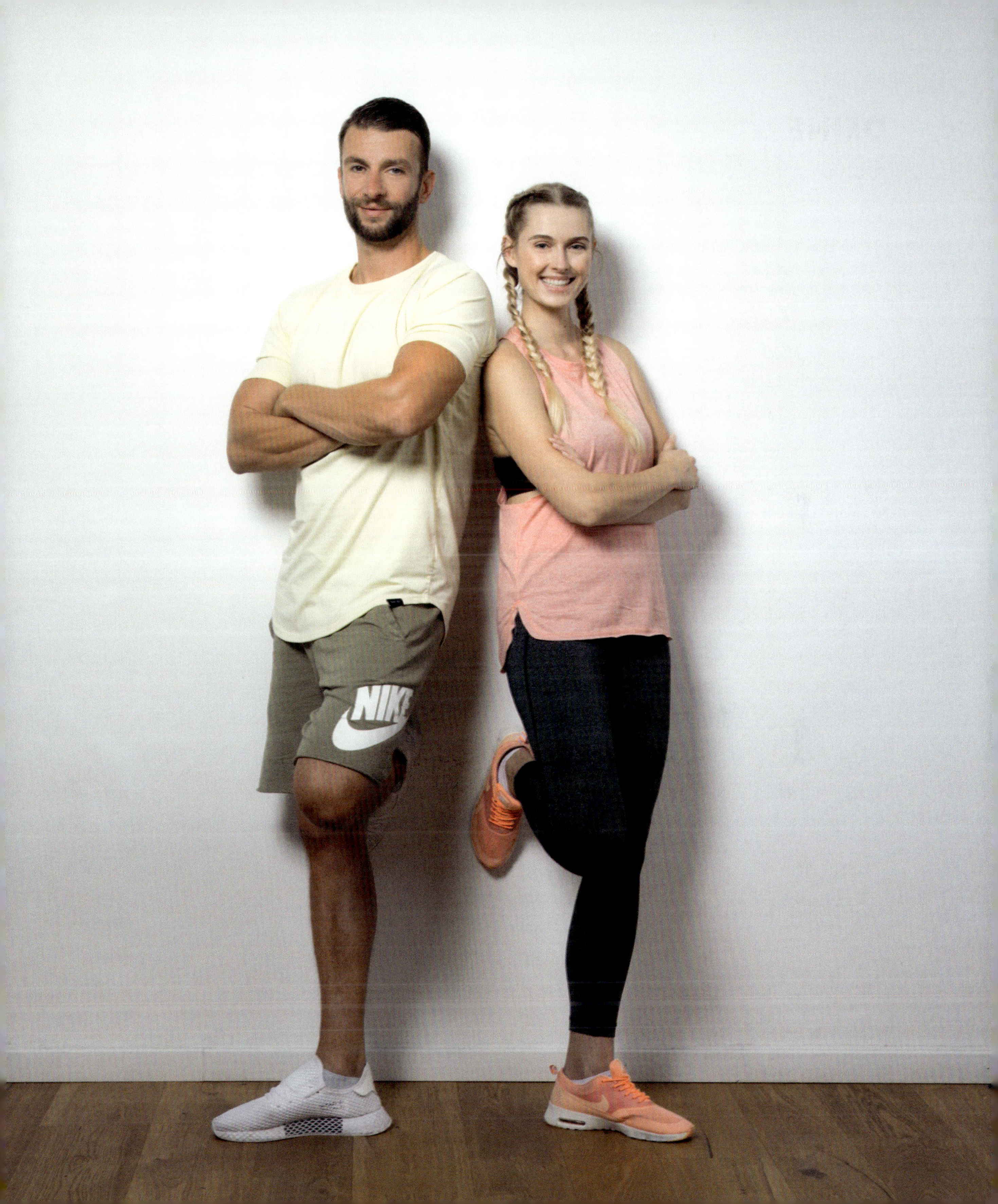
NIKE

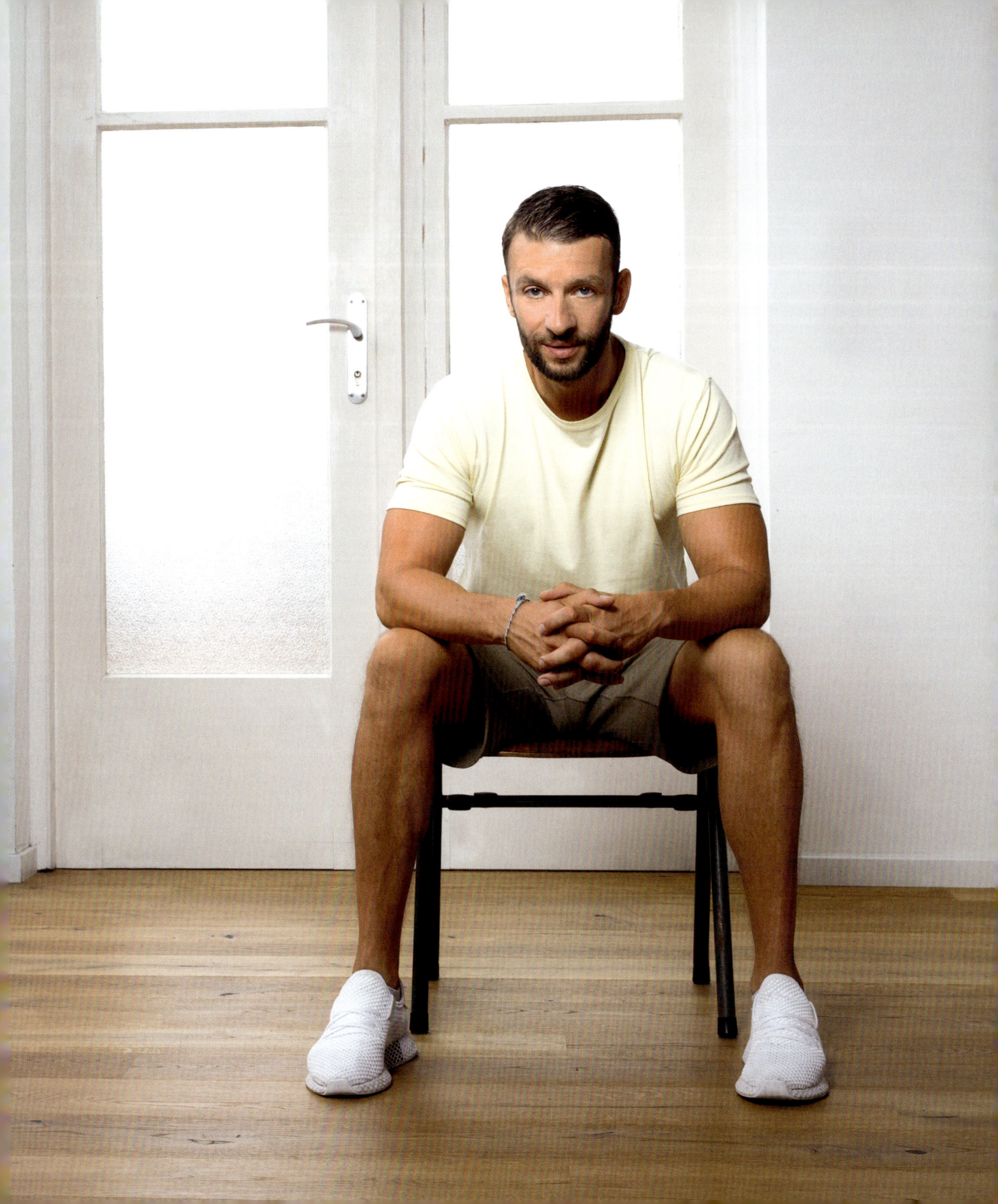

DEINE WOHLFÜHLFIGUR. DEIN TRAINING. DEINE GESUNDHEIT.

Nach 20 TO SHAPE – BODYWEIGHT ONLY, ein Trainingsbuch, mit dem jeder auf seinem persönlichen Leistungsniveau trainieren kann, habe ich nun mit 20 TO SHAPE WOMANFIT ein Trainingsbuch speziell für Frauen konzipiert. Aus meiner 18-jährigen Erfahrung als Trainer weiß ich, dass Frauen anders trainieren als Männer. Nicht weniger hart, nicht mit weniger Einsatz, sondern meist mit einer anderen Motivation. Frauen schauen oft sehr kritisch auf ihren Körper. Obwohl auch bei Frauen der Leistungsgedanke immer mehr zunimmt, wollen sie sich in erster Linie in ihrem Körper wohlfühlen und gut aussehen. Ein Sixpack? Muss nicht unbedingt sein. Eine wohlgeformte Silhouette von Kopf bis Fuß? Auf jeden Fall! Daher habe ich in diesem Buch meine 20 TO SHAPE-Trainingsmethode speziell auf die besonderen Bedürfnisse von Frauen zugeschnitten. Die Übungen sind so zusammengestellt, dass Frauen ganz gezielt an den Stellen arbeiten, die sie oft als Problemzonen empfinden. Wie bereits in 20 TO SHAPE – BODYWEIGHT ONLY eignet sich meine Trainingsmethode für Bewegungseinsteigerinnen wie für erfahrene Sportlerinnen gleichermaßen. Egal, welches Fitnesslevel du mitbringst, dein Körper bekommt dank individuell gestalteter Trainingspläne stets genau den Trainingsreiz, den er braucht. Also, lass uns gemeinsam trainieren.

Dein Ralf

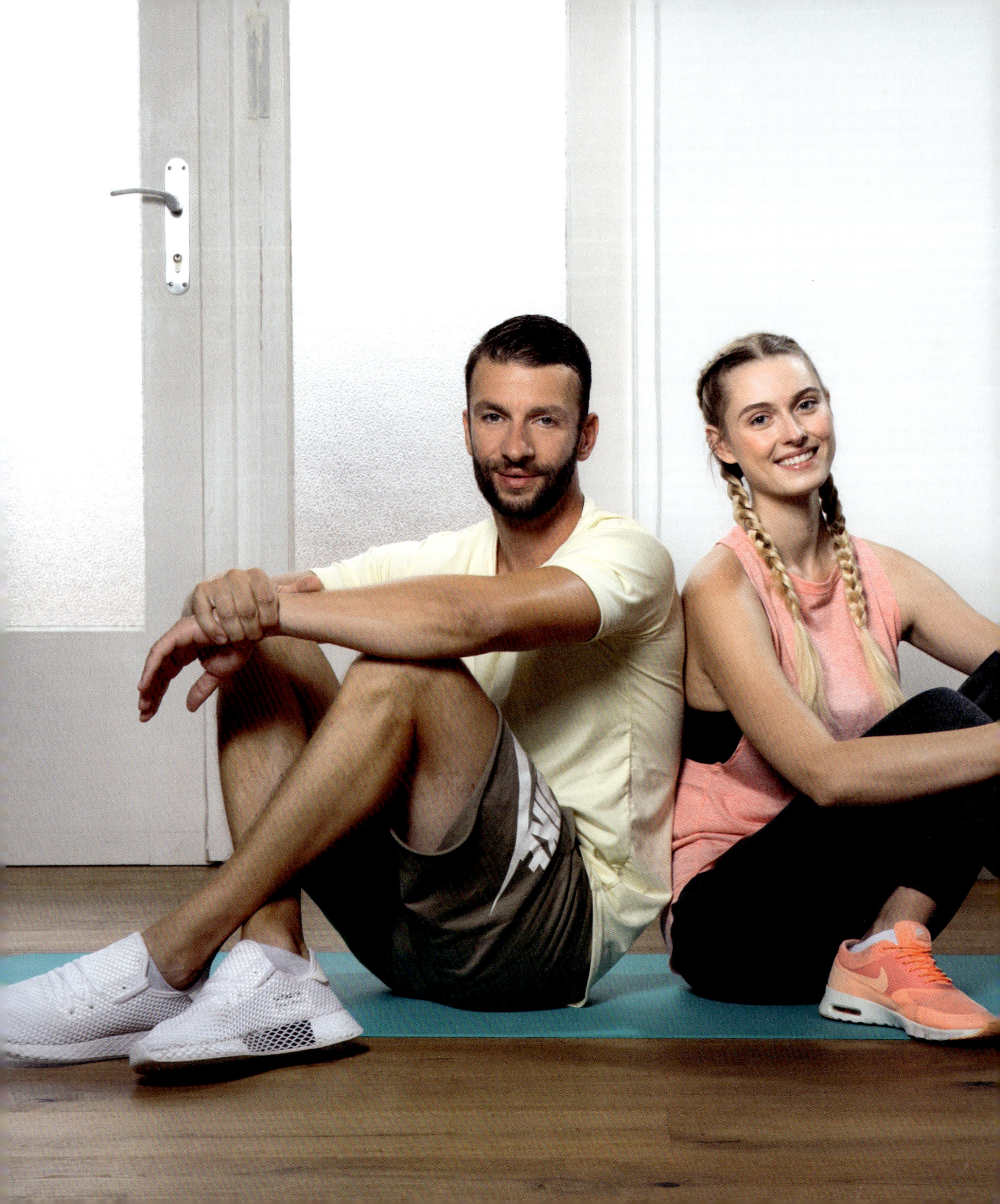

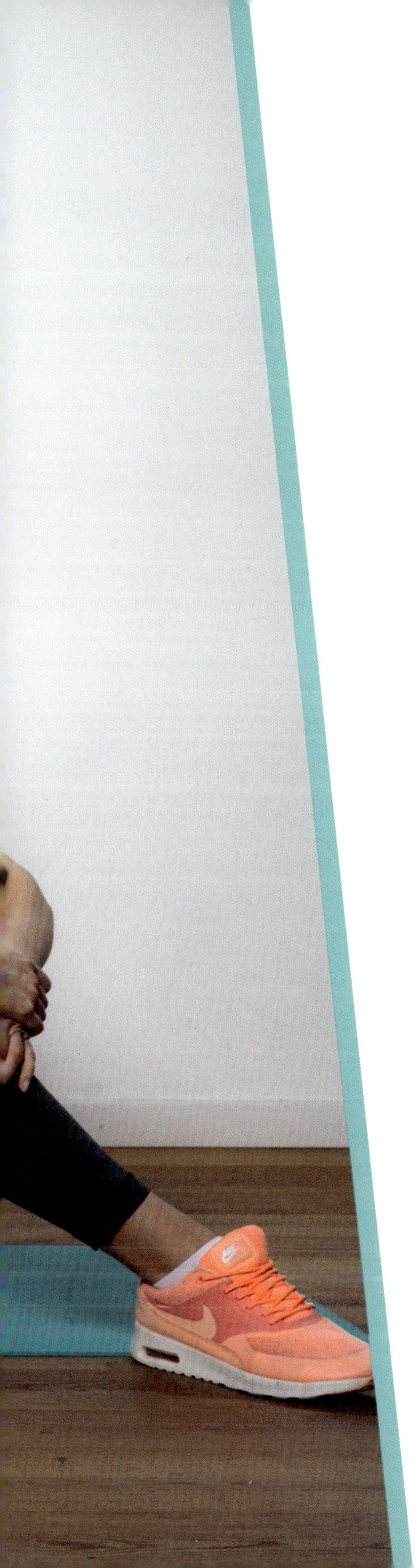

DEINE WOHLFÜHLFIGUR

SO FUNKTIONIERT DIE 20-TO-SHAPE-METHODE

TRAINING FÜR KÖRPER & GEIST

BEWEGUNGSMANGEL & SEINE FOLGEN

Vor allem in den Industrienationen ist der Mangel an Bewegung mittlerweile eine der häufigsten Krankheitsursachen und wird sogar gefährlicher eingestuft als das Rauchen. Legte ein Steinzeitmensch am Tag noch bis zu 40 Kilometer zu Fuß zurück, bringt es ein Büroangestellter heute gerade einmal auf ein bis zwei Kilometer täglich. Eine Gewichtszunahme bei Beginn einer sitzenden Tätigkeit ist dann zwangsläufig die Folge. Gleichermaßen sinkt die Beweglichkeit und die Gelenke werden nicht mehr „geschmiert". Wenn sich unsere Muskeln abbauen, wird auch der Fettabbau reduziert und der Blutzuckerspiegel erhöht. Der Muskelabbau beschränkt sich nicht nur auf den Bewegungsapparat, auch der Herzmuskel wird nicht mehr gestärkt. Ein wirksames Mittel gegen die Auswirkungen des Bewegungsmangels ist ein funktionelles Training, das den gesamten Körper fordert und formt.

WARUM ICH DIE 20-TO-SHAPE-METHODE ENTWICKELT HABE

60 Prozent der Bevölkerung weltweit bewegen sich weniger als 30 Minuten am Tag. Als ich diese Statistik neulich in einer Zeitschrift las, war ich erschüttert. Ich selbst bin Trainer geworden, weil ich Spaß an der Bewegung habe, und ich bin Trainer geblieben, weil ich den positiven Effekt immer wieder vor Augen geführt bekomme. Menschen, mit denen ich zusammenarbeite, verändern sich mit der körperlichen Bewegung. Sie werden nicht nur stärker und fitter, sondern auch selbstbewusster, zufriedener und glücklicher. Unter gezielter sportlicher Bewegung fühlen wir uns wohler, leistungsfähiger und attraktiver. Diese gewinnbringende Wesensveränderung im Training mitzuerleben, spornt mich immer wieder an.

Bewegung tut nicht nur unserem Körper, sondern auch der Seele gut. Die Zusammenhänge zwischen Bewegung, ausgewogener Ernährung und unserem Wohlbefinden werden immer besser erforscht und auch in der Öffentlichkeit verbreitet und wir wissen immer mehr über die Funktionen und Abläufe in unserem Körper. Dennoch führen die meisten Menschen ein Leben, in dem **Bewegung** kaum mehr einen Stellenwert findet. Genau hier setze ich an und versuche tagtäglich, die Lebensgewohnheiten meiner Kunden und Leser durch meine Arbeit positiv zu beeinflussen.

Allerdings ist es sehr viel leichter, jemanden in einem persönlichen Training zu motivieren, als ihn sich selbst zu überlassen. Während einer Trainingseinheit kann ich zum Beispiel als Trainer meinen Schützling live „pushen" und so vielleicht noch zwei oder drei Wiederholungen mehr aus ihm herausholen. Wenn ich sehe, dass ihm eine Übung zu leicht fällt, kann ich als Trainer den Schwierigkeitsgrad sofort erhöhen und so den Trainingsreiz an das Niveau meines Schützlings anpassen. Denn gerade kurzes, hochintensives Training führt bei den meisten Personen zu Topresultaten – für Körper, Gehirn und Seele. Auch wenn noch immer viele Fitnesstrainer ein Trainingsprogramm von 1 bis 2 Stunden pro Tag proklamieren, ist die Sportwissenschaft inzwischen weiter: Wir tragen sie weiterhin in uns, die Gene unserer Vorfahren. Neben Ruhephasen und Zeiten mit mäßig intensiver Tätigkeit sahen sich die Jäger und Sammler vor allem mit Phasen intensiver Belastung konfrontiert. Schließlich mussten sie befürchten, dass ein Säbelzahntiger gleich um die Ecke steht. Und die tägliche Nahrungssuche war durch geschicktes, schnelles Jagen bestimmt. Diese Bewegung verlangt unser Körper auch heute noch von uns – wenn auch nicht vorrangig für unsere Sicherheit und Nahrungsbeschaffung, sondern für unser Wohlbefinden. Durch ein abwechslungsreiches und schnelles Krafttraining werden neben Herz und Kreislauf auch die größten Muskelgruppen optimal trainiert. Dabei ist es wichtig, den Trainingsreiz für jeden Einzelnen individuell anzupassen. Doch nicht jeder kann oder will sich ein Personal Training leisten. Und nicht jeder hat die Zeit, dreimal pro Woche ein Fitnessstudio oder andere Trainingskurse zu besuchen. Vielleicht gilt das auch für dich. Deshalb habe ich über folgende Fragen nachgedacht:

- Gibt es eine Trainingsmethode, in der meine beiden wichtigsten Aufgaben als Coach, die Motivation und die Leistungskontrolle, bereits ein fester Bestandteil sind?
- Gibt es eine Trainingsmethode, mit der man an jedem Ort und zu jeder Zeit trainieren kann – ohne ausladende, platzraubende Fitnessgeräte?

- Gibt es eine Trainingsmethode, mit der jeder, ob Anfänger oder Profi, auf seinem persönlichen Trainingsniveau trainieren kann und – sobald er sich verbessert – den Trainingsreiz automatisch erhöhen kann?
- Gibt es eine Trainingsmethode, mit der jeder sein eigener Personal Coach werden kann?

Das Ergebnis meiner Überlegungen ist die 20-to-Shape-Methode, mit der sowohl Bewegungseinsteiger als auch Fortgeschrittene arbeiten können, motiviert bleiben und ihrem Körper genau das Training geben, das sie brauchen.

TRAINIEREN MIT DER 20-TO-SHAPE-METHODE

Basis der 20-to-Shape-Methode sind Übungen mit dem eigenen Körpergewicht. Diese Übungen haben den Vorteil, dass man das Training überall absolvieren kann, ob zu Hause im Wohnzimmer oder draußen im Garten. Für Übungen wie die Dips braucht man lediglich einen Stuhl oder eine Bank, was sich schnell herbeizaubern lässt. Als Gewicht verwenden wir – solltest du keine Hantel zur Hand haben – alltägliche Gegenstände wie einzelne Wasserflaschen oder aber eine Kiste Wasser. Erst im letzten Level, in dem man als „Profi" trainiert, kommt bei wenigen ausgewählten Übungen mit dem **TheraBand® CLX** ein echtes Fitnessgerät hinzu, das du dir wahrscheinlich anschaffen musst. Na ja, „Fitnessgerät" ist vielleicht nicht ganz der passende Ausdruck: Das Band ist klein, sehr leicht, passt in jeden Rucksack und in jede Handtasche und hilft dir auf der letzten Schwierigkeitsstufe, das Letzte aus dir herauszuholen.

Ich mag Körpergewichtsübungen nicht nur, weil man für sie kein Studio bzw. eine Vielzahl an Fitnessgeräten braucht, sondern weil sie auf dem natürlichen Bewegungspotenzial des Körpers aufbauen. Laufen, springen, hüpfen, schieben und ziehen ... – sind wir da nicht wieder bei unseren Vorfahren? Für diese Bewegungsmuster ist unser Körper gemacht. Deshalb arbeite ich als Trainer mit ihnen und möchte sie auch dir beibringen, damit auch du davon profitierst. Wohlwissend, dass diese funktionellen Bewegungen zudem auch noch hocheffektiv sind.

Zu meiner Trainingsphilosophie gehört es, immer den gesamten Körper zu trainieren. Mit einem gut durchdachten funktionellen Training – und genau das bietet meine 20-to-Shape-Methode – bekommst du ein ganzheitliches Training, bei dem alle Muskelgruppen an deinen Beinen, an Po und Rumpf sowie an deinen Armen und Schultern angesprochen werden. Ein solches ganzheitliches Training sorgt nicht nur für eine natürlich schöne Form deines Körpers, sondern beugt auch sogenannten **Dysbalancen** vor.

Ganz bewusst setze ich bei meiner 20-to-Shape-Methode auf einfache Übungen, die jeder sofort versteht und nachmachen kann. Es gibt zwar auch koordinativ sehr anspruchsvolle Körpergewichtsübungen, dennoch setze ich die Hürden bei den Bewegungsmustern bewusst nicht sehr hoch. Niemals soll der Gedanke aufkommen: „Das schaffe ich nicht." Denn ist dieser Gedanke einmal im Kopf, führt er automatisch zu einer Abwehrhaltung gegenüber der Übung und dem Training allgemein. Das sollte jedoch niemals passieren. Der Kampf gegen den inneren Schweinehund ist schon schwer genug. Deshalb sind meine Übungen so gestaltet, dass jeder nach zwei, drei Wiederholungen ein Gefühl für das richtige Bewegungsmuster bekommt und niemals den Glauben an sich selbst verliert. Wichtig für die Motivation ist jedoch nicht nur der Glaube daran, es schaffen zu können, sondern ein konkretes Ziel. Bei meiner Trainingsmethode liefert uns das die Zahl 20.

THERABAND®CLX
Du findest das TheraBand im Fachhandel oder in zahlreichen Online-Shops. Das Besondere an dem Band sind die sogenannten Loops, in die man seine Füße hineinstellen oder mit seinen Händen greifen kann. Das TheraBand®CLX gibt es in verschiedenen Stärken. Ich empfehle dir mit dem grünen Band (stark) oder mit dem blauen Band (extrastark) zu arbeiten. Das Band kostet um die 20 Euro.

DYSBALANCEN
Unter Dysbalancen versteht man Verkürzungen des Muskels oder aber unterschiedliche Stärken zwischen Agonisten und Antagonisten bei der Muskelkontraktion. Solche muskulären Ungleichgewichte führen zu einer vermehrten Belastung der Gelenke. Sie entstehen durch einseitige, monotone Belastung, durch falsche Bewegungsmuster oder fehlendes Stretching Je komplexer und funktionaler die Bewegungsmuster im Training sind, desto weniger Dysbalancen können im Körper entstehen.

20 ÜBUNGEN, 20 WIEDERHOLUNGEN: DEIN ZIEL IMMER VOR AUGEN

Leider kann ich in deinen Trainingseinheiten nicht neben dir stehen und dich persönlich anfeuern. Stattdessen gebe ich dir jedoch eine andere Motivationshilfe mit auf den Weg: ein Ziel, das du in jeder Übung vor Augen haben wirst.

Ziele sind wichtig für ein erfolgreiches, motiviertes Training. Aus diesem Grund lege ich dir ans Herz, in deinem „Vertrag mit dir selbst" ein persönliches Ziel zu formulieren (siehe S. 18, „Dein Vertrag mit dir selbst"). Ziele helfen dir, dich zu fokussieren und die Dinge anzupacken, die nötig sind, um es zu erreichen. Wer nicht weiß, warum und wofür er trainiert, wird das Training eher abbrechen als jemand, der ein bestimmtes Ziel verfolgt. Diesen psychologischen Effekt mache ich mir auch in meiner 20-to-Shape-Methode zunutze: In jeder der 20 Übungen ist es dein Ziel, 20 Wiederholungen zu schaffen. Ohne Pause! Mit diesem Ziel vor Augen musst du in jeder Übung das **Maximum** aus dir herausholen, auch wenn du gerade zu Beginn deines Trainings die 20 Wiederholungen noch nicht erreichen wirst.

Die Zahl 20 dient mir jedoch nicht nur als Motivation in der Übung selbst, sondern wir brauchen sie auch für die Leistungskontrolle. Eine Sportanfängerin braucht schließlich einen anderen Trainingsreiz als eine Wiedereinsteigerin oder eine Frau, die bereits regelmäßig auf höchstem Niveau trainiert. Es wäre unverantwortlich, eine Sportanfängerin einer Belastung auszusetzen, die nicht gesund für sie ist. Für jede der 20 Übungen meines 20-to-Shape-Programms gibt es daher drei verschiedene Schwierigkeitsstufen, sogenannte Level. Die Übungen aus Level 1 sind auch von Sportanfängerinnen zu meistern. In Level 2 und 3 steigern wir die Anforderungen. Hier benötigen wir dann zum Beispiel eine bestimmte Beweglichkeit oder Kraft, die wir uns zuvor auf Level 1 Wiederholung für Wiederholung erarbeitet haben.

ACHTE STETS AUF EIN SAUBERES BEWEGUNGSMUSTER!
Wichtig ist, dass du dich in jeder Übung an ein sauberes Bewegungsmuster hältst. Wenn du merkst, dass deine Kraft in deinen Armen, Beinen oder im Rumpf nachlässt und du die Bewegung nicht mehr zu 100 Prozent sauber ausführen kannst, bist du mit dieser Übung fertig. Wiederholungen aus einer Fehlstellung heraus bringen dich deinem Ziel nicht näher, sondern führen womöglich sogar zu Verletzungen.

DIE SCHWIERIGKEITSSTUFEN DES 20-TO-SHAPE-PROGRAMMS

LEVEL 1 – DAS EINSTEIGERNIVEAU FÜR SPORTANFÄNGERINNEN

Mit den Übungen auf diesem Niveau legen wir die Basis für eine ganzheitliche Fitness. In Level 1 erarbeitest du dir zunächst ein neues Körpergefühl. Du lernst alle deine Muskeln kennen und erfährst, wie du sie gezielt ansteuern kannst. Und du wirst merken, an welchen Stellen deine Muskulatur noch sehr schwach ausgebildet ist. Doch das wird sich bald ändern, und Veränderungen an deinem Körper machen sich dann sehr schnell bemerkbar: Deine Körperspannung wird sich verbessern, die Leistung deines Herz-Kreislauf-Systems wird sich anpassen. Und dein Gewicht wird sich – eine vernünftige Ernährung vorausgesetzt – reduzieren, jedoch durch den Zugewinn an Kraft möglicherweise bald stagnieren, da **Muskeln** schwerer sind als Fett. Mit großer Wahrscheinlichkeit wirst du nach der einen oder anderen Trainingseinheit Muskelkater haben. Mach dir deswegen keine Sorgen. Das bedeutet nichts weiter, als dass du wirklich an deine Grenze gegangen bist und dein Körper nun neue Muskelzellen mobilisiert, sodass deine Muskulatur in Zukunft mehr leisten kann. Deine Muskulatur wird stärker belastbar, mit all den positiven Nebeneffekten, die ich im Kapitel „Warum ich die 20-to-Shape-Methode entwickelt habe" beschrieben habe. Sei daher ruhig stolz auf jeden Muskelkater. Solltest du bei den Übungen hier und da ein kleines Ziehen spüren, trainiere ruhig weiter. Es ist vollkommen normal, dass sich deine Muskeln und Gelenke anfangs bemerkbar machen. Bei einem anhaltenden starken Schmerz im Training solltest du jedoch aufhören und immer einen Arzt konsultieren. Du kannst sämtliche Übungen – sofern bei dir keine gesundheitlichen Einschränkungen vorliegen – auch mit kleinen „Zipperlein und Wehwehchen" absolvieren. Sie schaden dir nicht.

LEVEL 2 – DAS FORTGESCHRITTENE NIVEAU FÜR GELEGENHEITSSPORTLERINNEN ODER WIEDEREINSTEIGER

Die Übungen auf Level 2 fordern mehr Kraft und Beweglichkeit, da wir hier bereits mit größeren **Bewegungsamplituden** arbeiten. Wenn du dich von Level 1 auf Level 2 hochgearbeitet hast, wirst du merken, wie sich deine Figur zu verändern beginnt, dass du stärker wirst und einen definierteren Körper erhältst. Wer auf diesem Niveau einsteigt, verfügt in der Regel über sportliche Vorerfahrung und bringt bereits ein gutes Körpergefühl mit.

LEVEL 3 – DAS HÖCHSTE NIVEAU FÜR PROFIS

Die Übungen auf Level 3 richten sich an Sportlerinnen, die bereits sehr bewegungserfahren sind und ihre Belastungsgrenzen kennen. Selbst wenn du dich bereits auf diesem Niveau befindest, profitierst du vom ganzheitlichen Trainingsansatz der 20-to-Shape-Methode. Das Training auf Level 3 ist zudem eine sehr gute Ergänzung, um die Fitness für andere Sportarten zu steigern. Die neue Systematik des Trainings sorgt für Abwechslung und immer neue Herausforderungen.

DEIN PERSÖNLICHES TRAININGSLEVEL

Doch wie findest du nun heraus, auf welchem Level du am besten trainierst? Ganz einfach: mit der Zahl 20. Schätze dazu dein persönliches Niveau anhand der vorangegangenen Beschreibungen und absolviere die Übungen auf diesem Level. Solltest du zwischen fünf und zehn saubere Wiederholungen schaffen, ist das gewählte Level genau richtig für dich. Solltest du 20 Wiederholungen schaffen, wechsle in das nächsthöhere Level, da du sonst unterfordert bist. Es kann passieren, dass du bei einer Übung bereits auf Level 2 angelangt bist, während du bei einer anderen noch auf Level 1 stehst. Das ist normal, da sich deine Muskulatur in verschiedenen Körperbereichen unterscheiden kann. Beispielsweise kann deine Beinmuskulatur kräftiger ausgebildet sein als deine Armmuskulatur. Die meisten Menschen sind nicht ganzheitlich trainiert, und meine Trainingsmethode legt diese unterschiedlichen Leistungsniveaus natürlich frei.

Egal, auf welchem Niveau du trainierst: Im Vordergrund steht immer dein persönliches Ziel. Ich bin kein Freund von gängigen Schönheitsidealen. Daher empfehle ich jedem meiner Schützlinge, an seiner persönlichen Wohlfühlfigur zu arbeiten und nicht etwa zwanghaft einem Ideal hinterherzujagen. Das Ziel eines jeden Trainings und einer gesunden Ernährung sollte es immer sein, dass du dich selbst magst, wie du bist und dich in deinem Körper wohlfühlst.

TRAININGSPLANUNG: WERDE DEIN EIGENER COACH

KEINE ANGST VOR MUSKELN!

Keine Angst vor Muskeln! Ich erlebe immer wieder, dass sich Frauen vor einem Muskelzuwachs regelrecht fürchten. Schlägt man ihnen ein Krafttraining vor, lehnen sie es oft ab. Sie haben Angst, am Ende wie ein Bodybuilder auszusehen. Solltest auch du diese Angst haben, kann ich sie dir nehmen. Auch wenn wir hier teilweise mit Gewichten arbeiten, kannst du mit keiner meiner Übungen „Muskelberge" bekommen. Du wirst lediglich sehen, wie die Muskeln deine Figur unterstreichen und dich straffer und geformter erscheinen lassen. Deine Hose kann am Bund plötzlich besser passen, weil dein Bauch flacher geworden ist. Es ist aber auch möglich, dass sie an den Oberschenkeln etwas enger sitzt, da deine Beine straffer geworden sind.

BEWEGUNGSAMPLITUDE

Bei manchen Übungen arbeiten wir zunächst mit einer verkürzten Bewegungsamplitude, um Kraft und Beweglichkeit systematisch aufzubauen. Verkürzte Bewegungsamplitude heißt, dass du eine Bewegung nicht bis zum Ende, sondern vielleicht nur halb ausführst. Bei den Jumping Jack Squats (siehe S. 34) beginnen wir beispielsweise auf Level 1 zunächst mit einer halben Kniebeuge. Erst auf Level 2 geht man dann auch bei der Kniebeuge die ganze Strecke hinunter.

Eine weitere Besonderheit meiner Trainingsmethode besteht darin, dass sie dir hilft, nach einiger Zeit deine Trainingsplanung selbst zu übernehmen. Ich gebe dir für die ersten 12 Trainingswochen Trainingspläne für jedes Level mit auf den Weg (siehe S. 87). Die Pläne sind nach einem Baukasten-Prinzip aufgebaut. Du kannst von Anfang an selbst entscheiden, mit welchen Übungen du arbeiten willst und stellst – geführt anhand meiner vorgegebenen Systematik – deinen Trainingsplan selbst zusammen. Du wirst sehen: Nach einigen Wochen wird dir die Ordnung hinter den Trainingsplänen in Fleisch und Blut übergehen. Von diesem Zeitpunkt an bist du dein eigener Coach und in der Lage, dir ohne Probleme immer neue Trainingspläne für die kommenden Wochen zusammenzustellen. Es ist wirklich nicht so schwer, wie viele immer glauben. Probier es einfach aus!

Jeder deiner Trainingseinheiten ist ein Warm-up vorangestellt. Das Warm-up ist notwendig, um deine Muskeln auf die anstehenden Bewegungen vorzubereiten und Verletzungen vorzubeugen. Den Trainingsplan dafür findest du auf S. 29. Die Übungen im Warm-up bereiten dich dabei nicht nur optimal auf dein Workout vor, sondern dienen auch als sogenanntes Längentraining.

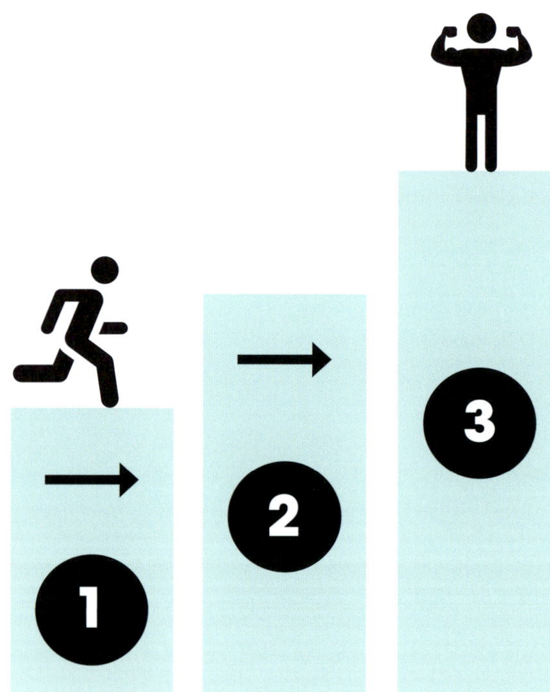

SCHWIERIGKEITSSTUFEN

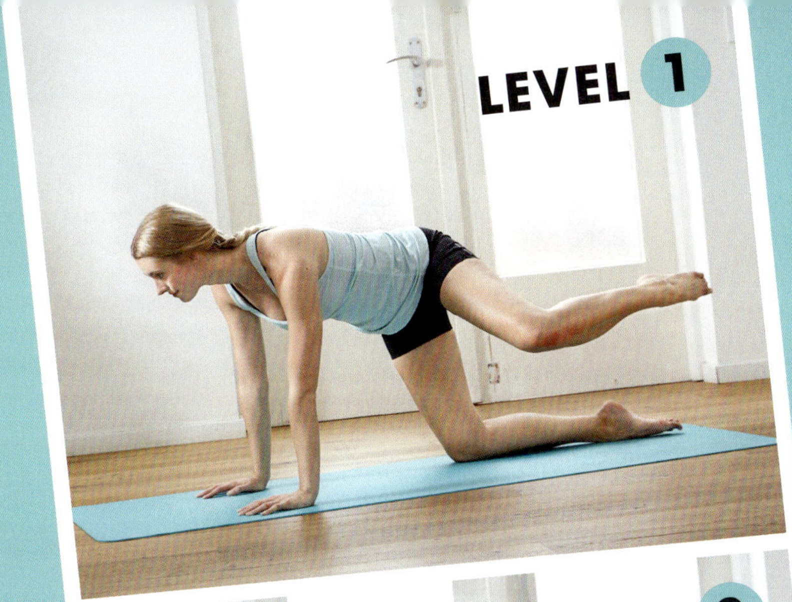
LEVEL 1

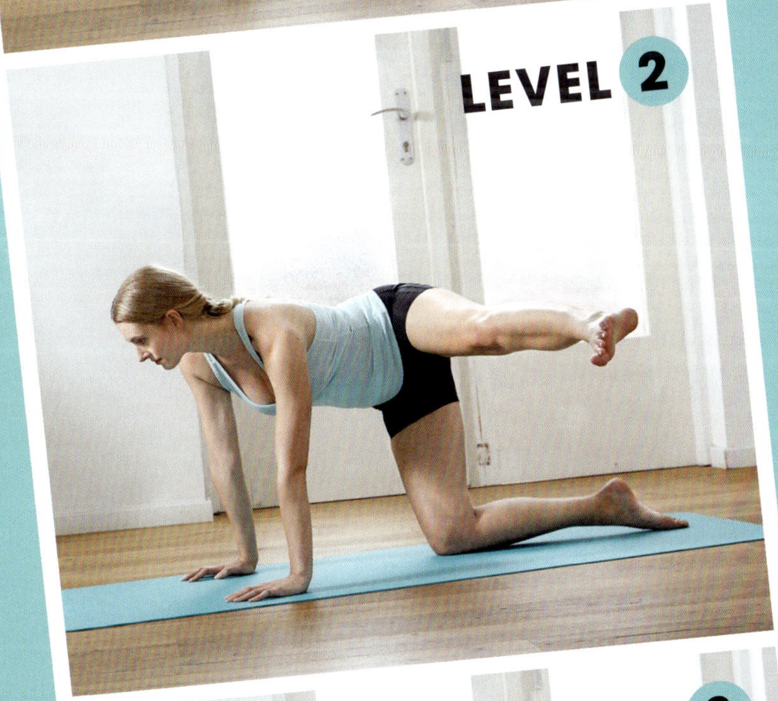
LEVEL 2

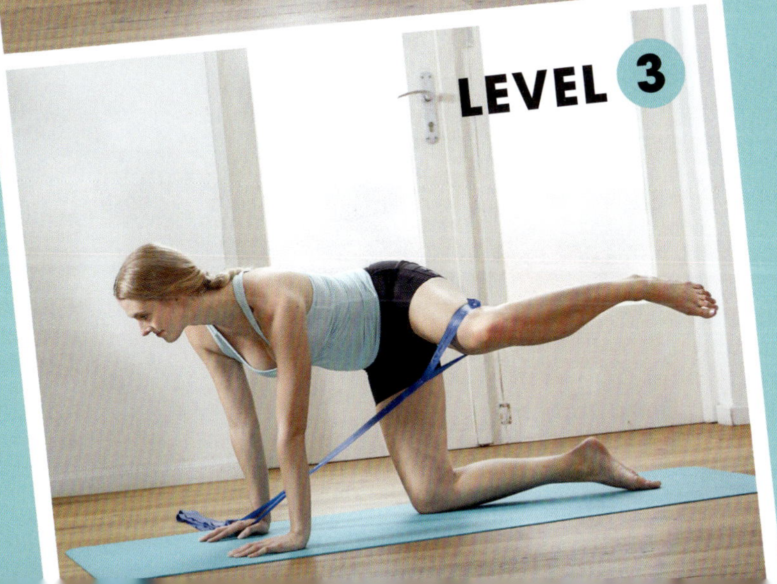
LEVEL 3

Ein **Längentraining** hilft dir, die Statik deines gesamten Bewegungsapparates im Gleichgewicht zu halten. Jedes Krafttraining ist für deine Muskulatur gleichzeitig auch ein Verkürzungstraining. Wenn du gegen diese Verkürzung deiner Muskulatur nichts unternimmst, wie zum Beispiel mit einem Längentraining, wird der Zug der verkürzten Muskulatur auf die Gelenke immer größer und Verletzungen können die Folge sein. Die Wirkung des Längentrainings ist dabei größer, wenn du deine Muskeln im ausgeruhten Zustand dehnst. Es ist auch richtig und wichtig, die Muskeln nach dem Sport zu dehnen, da dies die Regeneration unterstützt. Das Dehnen direkt nach dem Training kann jedoch ein echtes Längentraining nicht ersetzen. Ich empfehle dir daher wärmstens, die Übungen aus dem Warm-up auch immer wieder an trainingsfreien Tagen zu absolvieren. Dabei ist es völlig ausreichend, wenn du das Längentraining ein- bis zweimal pro Woche absolvierst.

Fassen wir die 20-to-Shape-Methode noch einmal zusammen: Du trainierst mit **20 Übungen**. Jede Übung kannst du in drei verschiedenen Schwierigkeitsstufen absolvieren (Level 1 – Sportanfängerinnen / Level 2 – Fortgeschrittene / Level 3 – Profis). In jeder Übung sind **20 Wiederholungen** ohne Pause dein Ziel. Sobald du die 20 Wiederholungen ohne Pause schaffst, darfst du ab der nächsten Trainingseinheit diese Übung auf dem nächsthöheren Level absolvieren. Mit den Trainingsplänen im Baukastenprinzip lernst du, wie du dir Woche für Woche abwechslungsreiche Workouts inklusive Warm-up zusammenstellst. Je fitter und stärker du wirst, desto schwieriger und auch effektiver wird auch dein Training. Also, lass uns loslegen!

MACH DICH LANG!

80 Prozent aller Gelenk- und Rückenbeschwerden sind auf muskuläre Dysbalancen (siehe auch Kapitel „Trainieren mit der 20-to-Shape-Methode") zurückzuführen. Diese Dysbalancen entstehen insbesondere durch verkürzte Muskeln. Das Längentraining wirkt dem positiv entgegen. Zusätzliche Vorteile eines Längentrainings sind:

- **verbesserte Regeneration**
- **mehr Sicherheit in der Koordination**
- **mehr Beweglichkeit**
- **Steigerung der allgemeinen Leistungsfähigkeit**
- **Verletzungsprophylaxe**

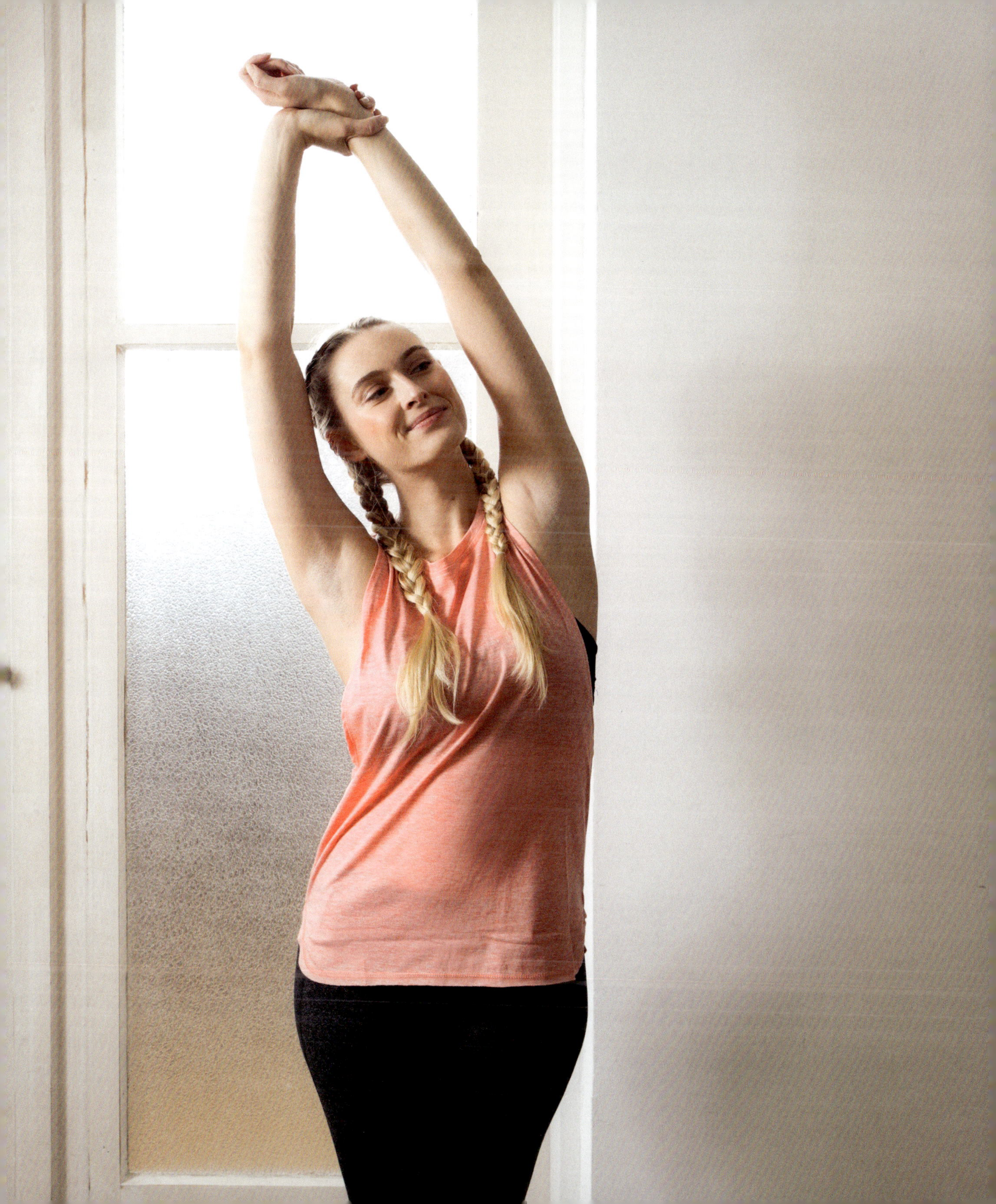

DEIN VERTRAG

MIT DIR SELBST

Ich, ...

verpflichte mich, von nun an nach bestem Wissen und Gewissen regelmäßig __ mal in der Woche zu trainieren. Mindestens vier Wochen werde ich durchhalten und weitermachen, selbst dann, wenn ich das Gefühl habe, im Training nicht voranzukommen. Ich werde mir selbst keine Entschuldigungen geben, keine Ausreden zulassen und mich auch nicht durch ein Motivationstief vom Training abhalten lassen. Neben meinem Training werde ich auf eine ausgewogene und gesunde Ernährung achten.

Mein persönliches Ziel ist ....

....	....	....
DATUM, ORT	**UNTERSCHRIFT ICH**	**UNTERSCHRIFT MENTOR**

Die wichtigste Person für dein Ziel, an deiner Wohlfühlfigur zu arbeiten, bist du selbst. Ich kann dich motivieren. Ich kann dir die richtigen Übungen und Trainingspläne mit auf dem Weg geben. Doch am Ende musst du deine Dips und Push-Ups, Crunches und Skating Jumps oder Liegestützen ganz allein machen. Diese Arbeit kann dir kein Trainer der Welt abnehmen.

Aus meiner Erfahrung weiß ich, dass der erste oft der schwerste Schritt ist, wenn jemand Bewegung zu einem regelmäßigen Bestandteil in seinem Leben machen möchte. Immer gibt es einen Grund, warum es ausgerechnet heute nicht geht. Am Montag hat man ja noch die ganze Woche Zeit, einen Termin fürs Training zu finden. Am Dienstag ist Regen angesagt. Am Mittwoch haben die Kinder Sport- und Musiktermine, zu denen sie gebracht werden müssen. Am Donnerstag läuft am Abend endlich die wohlverdiente Lieblingsserie. Und am Freitag? Muss im Haushalt bereits alles erledigt werden, damit die Familie ein entspanntes gemeinsames Wochenende verleben kann. Ich weiß, dass das Zeitfenster von Frauen oft sehr begrenzt ist, da die Familie meistens an erster Stelle steht, selbst wenn das bedeutet, dass sie kaum noch Zeit für sich haben. Teil meiner 20-to-Shape-Methode ist daher auch, dass du jederzeit und an jedem Ort trainieren kannst: uu Hause oder auch im Park in der Nähe des Spielplatzes. Und das alles in einem überschaubaren Zeitaufwand.

Damit dir der erste Schritt ins Training leichter fällt, möchte ich dich bitten, einen Vertrag zu unterschreiben: Einen Vertrag mit dir selbst. In diesem Vertrag verpflichtest du dich:

1. zu einem regelmäßigen Training und
2. auf eine ausgewogene und gesunde Ernährung zu achten.

Einen solchen Vertrag unterschreibt jeder, mit dem ich zusammenarbeite. Ich möchte sehen, dass es dir mit dem Training wirklich ernst ist. Teil dieses Vertrages ist auch dein ganz persönliches Ziel, welches du erreichen möchtest. Das kann dein Wunschgewicht sein, eine kleinere Kleidergröße oder auch das Erreichen einer bestimmten sportlichen Leistung, wie zum Beispiel ein 5-Kilometer-Lauf oder gar ein Halbmarathon. Auch ein besseres Wohlbefinden oder eine schöne Silhouette kann dein Ziel definieren. Überlege dir genau, warum du trainieren willst, und formuliere dein Ziel als Teil unseres Vertrags. Überlege dir auch, wie oft du in der Woche trainieren möchtest.

Um die Wirkung des Vertrags auf dich zu erhöhen, bitte ich dich, ihn zusätzlich von einem Mentor unterschreiben zu lassen. Suche dir einen Freund oder eine Freundin, der bzw. die bereit ist, in jeder Woche deine Erfolge zu kontrollieren. Hast du so oft trainiert, wie du es dir vorgenommen hast? Hast du dich gesund ernährt? Welche Ergebnisse hast du im Training erzielt? Wo konntest du dich verbessern? Und wo lief es vielleicht nicht so optimal?

Der Austausch mit einem Mentor wird dir helfen, deine Ziele nicht aus den Augen zu verlieren. Sich selbst belügt man sehr schnell. Weiß man jedoch, dass man am Ende der Woche seinem Mentor gegenüber Rechenschaft ablegen muss, fällt es einem nicht mehr so leicht, die fest eingeplante Trainingseinheit ausfallen zu lassen.

Ganz wichtig: Lasse den Vertrag nicht irgendwo in einer Schublade verschwinden, sondern hänge ihn gut sichtbar auf, zum Beispiel neben dem Kühlschrank, neben dem Sofa oder neben deinem Spiegel.

RESULTATE STATT AUSREDEN

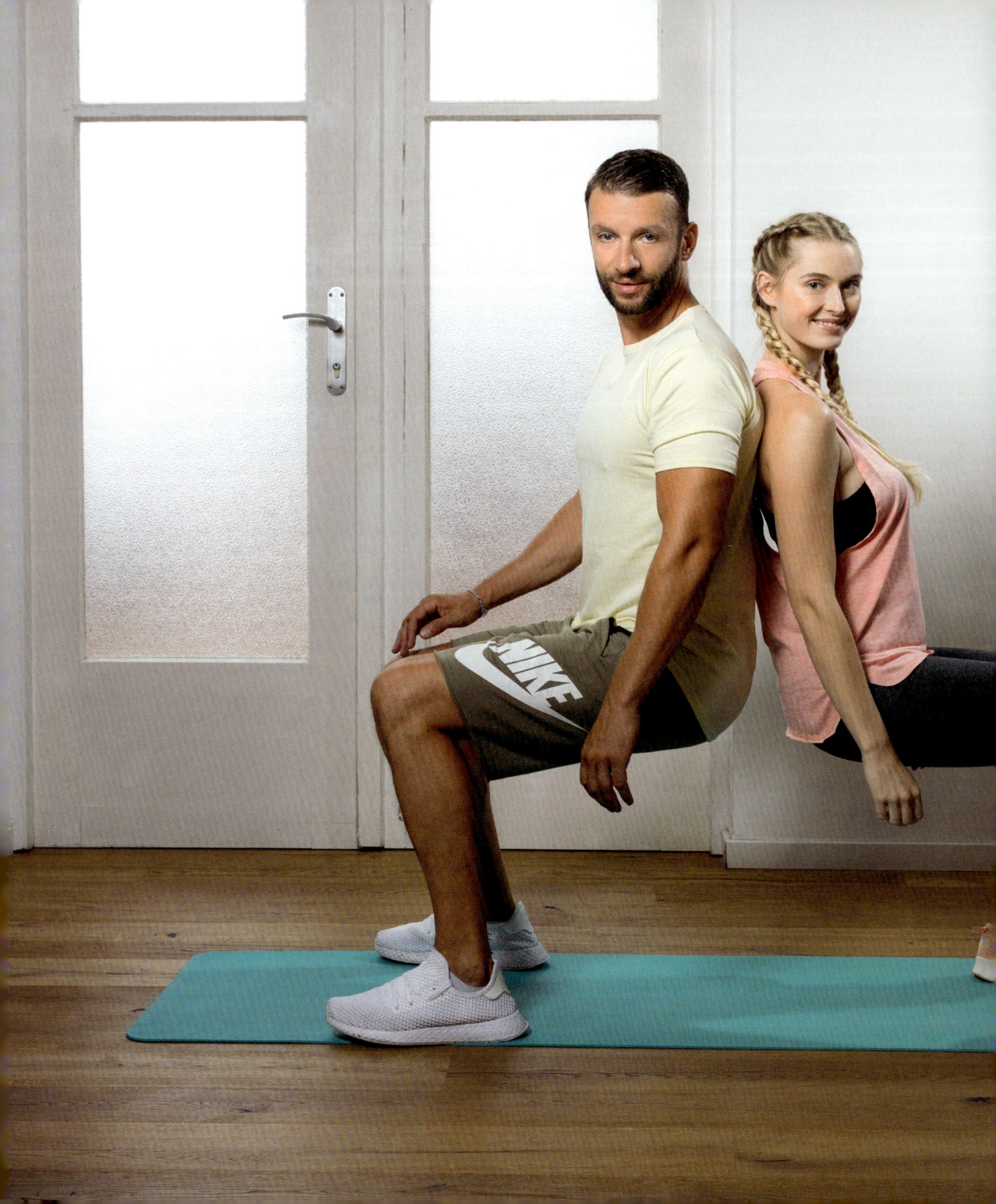
NIKE

DEIN TRAINING

20 ÜBUNGEN FÜR EIN NEUES KÖRPERGEFÜHL

#WOMANFIT: WARUM FRAUEN ANDERS TRAINIEREN ALS MÄNNER

Während sich die grundsätzliche Trainingsmethodik in 20 TO SHAPE – #WOMANFIT nicht von der in 20 TO SHAPE – BODYWEIGHT ONLY unterscheidet, habe ich in diesem Buch einige Aspekte speziell an die Bedürfnisse von Frauen angepasst. Ich habe die Erfahrung gemacht, dass Frauen ihren Körper oft sehr kritisch bewerten und gewisse Zonen als unvorteilhaft betrachten, die nur ihnen auffallen.

EHRLICHES TRAINING STATT FALSCHE VER-SPRECHEN

Frauen sind beim Thema Fitness zudem sehr experimentierfreudig. Daher werden sie vom Fitnessmarkt auch ständig mit neuen Innovationen und Entwicklungen „beglückt". Die Frauen, die in meine Kurse oder Coachings kommen, haben meist schon sehr viel ausprobiert und wissen sehr viel. Sie wollen schnelle Ergebnisse sehen. Bekommen sie diese Ergebnisse nicht, probieren sie den nächsten Trend aus.

Ich habe die Übungen in diesem Buch daher vor allem auf die Körperpartien abgestimmt, die Frauen am häufigsten als ihre Problemzonen betrachten. Mittels Abduktion trainieren wir zum Beispiel ganz bewusst die Oberschenkelaußenseite. Übungen wie der Liegestütz mit Beinheben formen den Po besonders gut. Und das Trizepsstrecken mit Gewichten macht Schluss mit sogenannten Winkeärmchen, also schlaffen Unterarmen.

Auch wenn die Übungen hocheffizient sind, sorgen am Ende natürlich die Trainingshäufigkeit und die Trainingsintensität dafür, wie gut deine Ergebnisse sein werden. Vor allem in den ersten vier Wochen bitte ich dich, deine Ungeduld zu zügeln und meiner Methode zu vertrauen. Ich habe noch nie etwas von falschen Fitness-Versprechungen gehalten. Ob das nun für Männer der Waschbrettbauch oder für Frauen die Bikinifigur in vier Wochen ist. Solche Versprechungen führen zu nichts außer Frust, da diese Ziele für die meisten von uns in einem solch kurzen Zeitraum schlichtweg nicht zu erreichen sind.

Ich kann dir daher nicht versprechen, dass du mit meiner 20-to-Shape-Methode in vier Wochen deine Traumfigur erreichst. Was ich dir jedoch versprechen kann, sind ein neues Körpergefühl und ein neues Körperbewusstsein. Immer vorausgesetzt, du achtest in der Zeit auch auf eine gesunde und ausgewogene Ernährung. Du findest in diesem Buch deshalb nicht umsonst 20 Rezepte und zahlreiche Tipps, die dir bei der Ernährungsumstellung helfen. Wenn sich nach vier Wochen dann die ersten Veränderungen an deinem Körper abzeichnen, bin ich bereit zu wetten, dass du danach noch motivierter bei der Sache bist: Denn nichts treibt einen so sehr an wie konkrete Ergebnisse und Erfolg.

Eine weitere Besonderheit, die mir im Training mit Frauen aufgefallen ist, ist das Miteinander. Frauen trainieren nicht weniger hart und nicht weniger umfangreich als Männer. Sie machen daraus jedoch selten einen Wettkampf. Stattdessen freuen sie sich miteinander, wenn sie ihre Ziele erreichen und unterstützen sich. Frauen wollen einander im Training nicht besiegen. Diese Atmosphäre versuchen wir mit der 20-to-Shape-

MANFIT-Community in einer Facebook-Gruppe aufzugreifen. Dort kannst du dich mit anderen austauschen. Oder ein Trainings-Selfie nach jedem Workout posten. In der Community wird es ständig neue Rezepte geben, um für Abwechslung auf deinem Speiseplan zu sorgen. Neue Übungen helfen dir, aus deiner Trainingsroutine auszubrechen. Sie setzen neue Reize und fordern dich neu heraus. Wir sehen uns dort!

Doch nun kommen wir erstmal zu den 20 Übungen, mit denen du in Zukunft an deiner Fitness und an deiner Wohlfühlfigur arbeiten kannst.

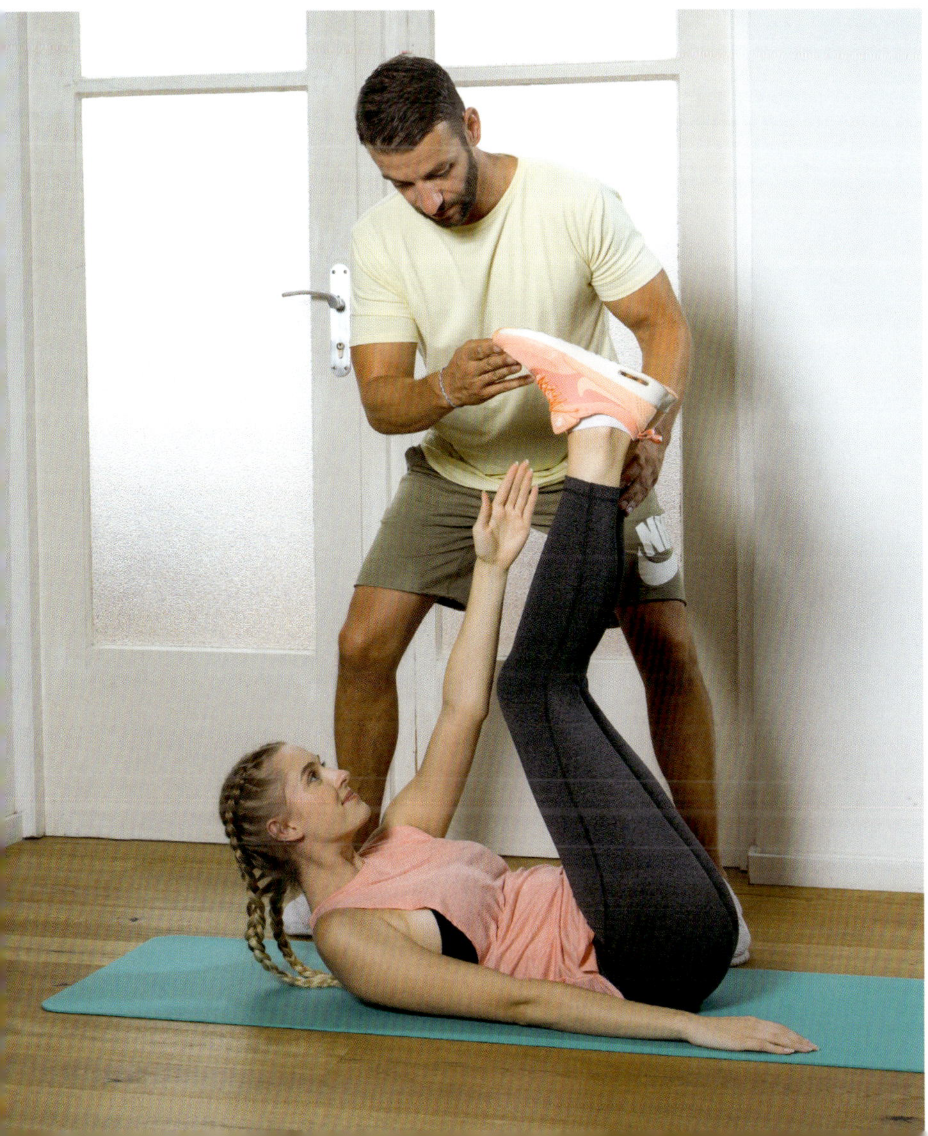

01 WARM-UP & MOBILISATION

Vor jedem Training gibt es ein kleines Warm-up, mit dem deine Muskeln aktiviert und mobilisiert werden. Das Warm-up besteht aus vier Übungen, mit denen du alle relevanten Muskelgruppen in den Beinen, im Rumpf sowie den Armen und Schultern auf ihren Einsatz vorbereitest. Die Übungen dienen außerdem als Längentraining für Muskeln und Faszien (siehe S. 16), das Verletzungen vorbeugt und für mehr Effizienz deiner „normalen" Workouts sorgt. Plane stets mindestens fünf Minuten für das Warm-up ein. Einen genauen Trainingsplan für dein Warm-up findest du auf S. 29.

ZOMBIE WALK KICK

ALLE LEVEL

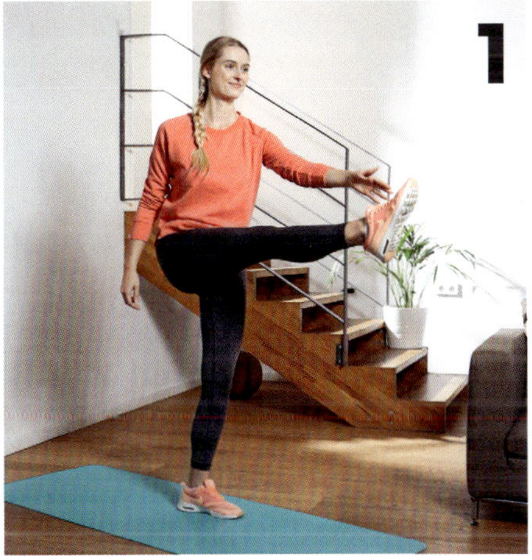

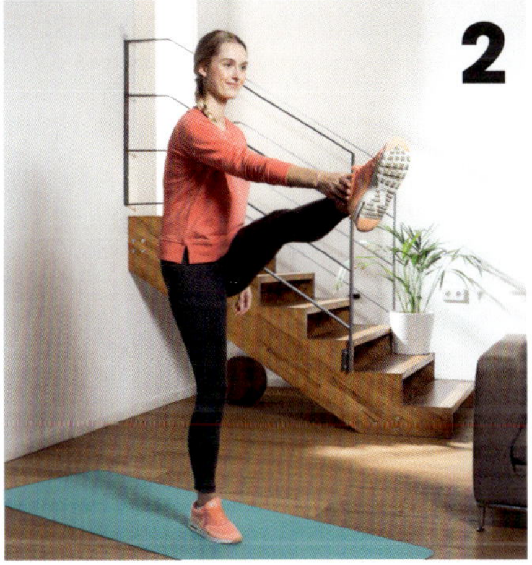

AUSGANGSPOSITION

- Stelle dich aufrecht hin, baue Spannung im Oberkörper auf und strecke den linken Arm aus.

AUSFÜHRUNG

- Kicke dein rechtes Bein in Richtung deiner ausgestreckten Hand. Das Bein sollte beim Kick möglichst gestreckt sein. Sofern diese Beinhaltung jedoch unangenehm oder sogar schmerzhaft sein sollte, winkle das Knie leicht an. Versuche, mit dem Fuß deine Hand zu berühren (1).
- Stelle den Fuß ab und wiederhole die Bewegung mit dem anderen Arm und dem anderen Bein (2).
- Dauer/Wiederholungen: Absolviere den Zombie Walk Kick für 20 Sekunden und mache insgesamt zwei Durchgänge.

Wichtig: Laufe bei dieser Übung und halte deinen Rücken stets gerade. Wie der Name der Übung vorgibt, kannst du dich wirklich wie ein Zombie vorwärtsbewegen.

DEIN ERFOLG

DATUM ....

WDH. ....

LEVEL ALLE

LOW KICK

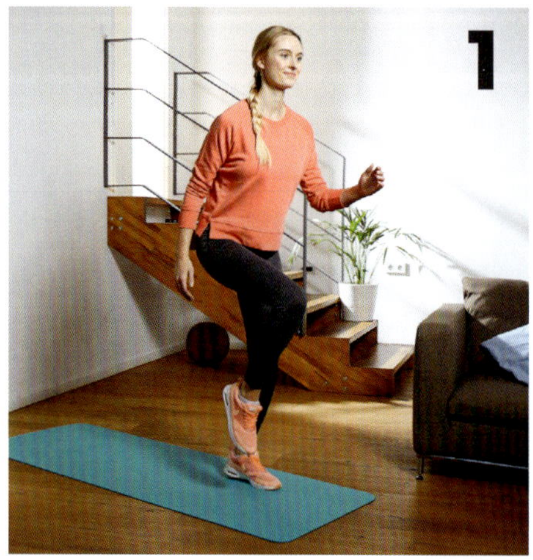

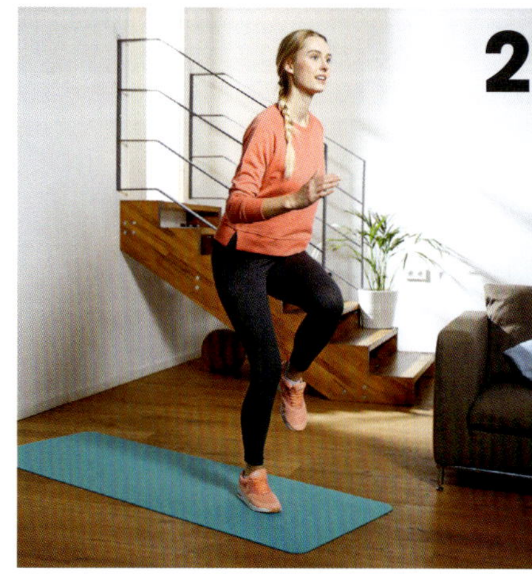

AUSGANGSPOSITION

- Stelle dich hin, gehe leicht in die Knie und beuge den Oberkörper etwas nach vorn. Hebe die Arme seitlich an (1).

AUSFÜHRUNG

- Kicke nun dein Knie nach oben. Stoppe kurz unterhalb deiner Hüfte.
- Stelle das Bein wieder auf und kicke anschließend mit dem anderen Knie nach oben. Führe die Arme in Form der Kreuzkoordination mit (rechter Arm, linkes Bein bzw. linker Arm, rechtes Bein). Die Bewegung sollte sich anfühlen, als würdest du auf der Stelle rennen (2).
- Dauer/Wiederholungen: Mache die Low Kicks für mindestens 20 Sekunden. Absolviere zwei Durchgänge.

Wichtig: Achte auf dynamische Schritte und versuche, den anfangs eingeschlagenen Rhythmus in den vollen 20 Sekunden durchzuhalten.

DEIN ERFOLG

DATUM ....

WDH. ....

EINBEIN-STAND MIT HALBER KNIEBEUGE

ALLE LEVEL

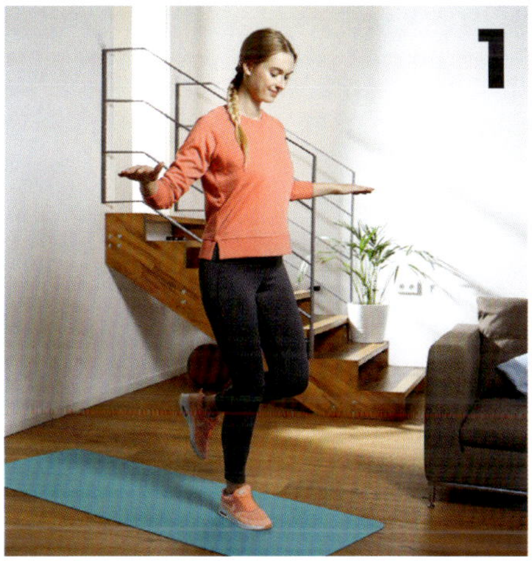

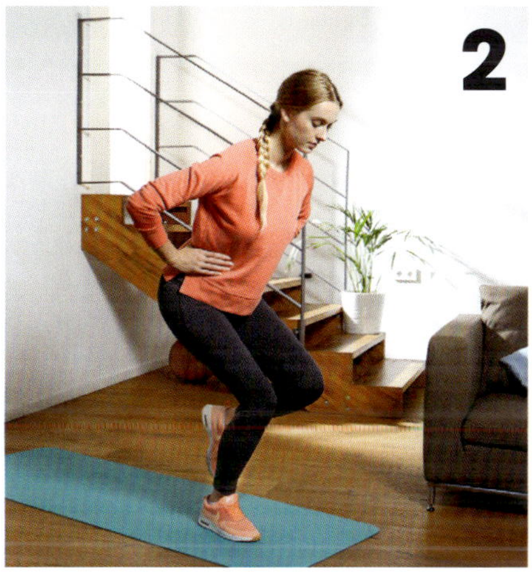

AUSGANGSPOSITION

- Stelle dich auf ein Bein. Winkle das andere an und halte das Gleichgewicht (1).

AUSFÜHRUNG

- Stemme die Hände in die Hüfte und gehe mit dem Gesäß nach hinten. Versuche nun, so weit wie möglich in die halbe Kniebeuge zu gehen, ohne dass dein Knie über die Zehenspitzen rutscht (2).
- Dauer/Wiederholungen: Mache innerhalb von 10 Sekunden so viele Wiederholungen, wie du schaffst. Wechsle anschließend das Bein und arbeite wieder 10 Sekunden lang.

DEIN ERFOLG

DATUM ....

WDH. ....

LEVEL **ALLE**

ISCHIOCRURALE GRUPPE & LENDENWIRBELBEREICH

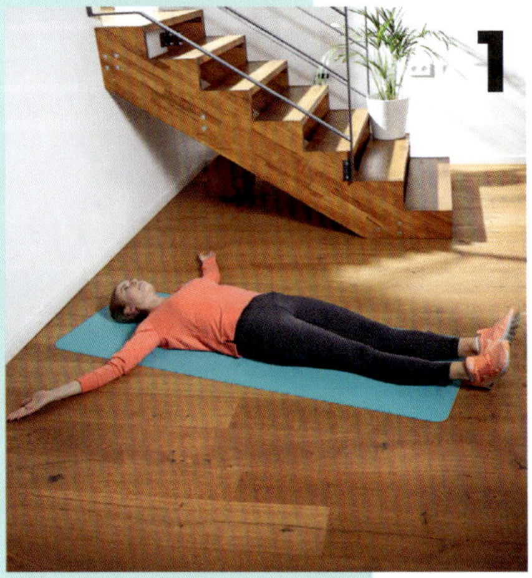

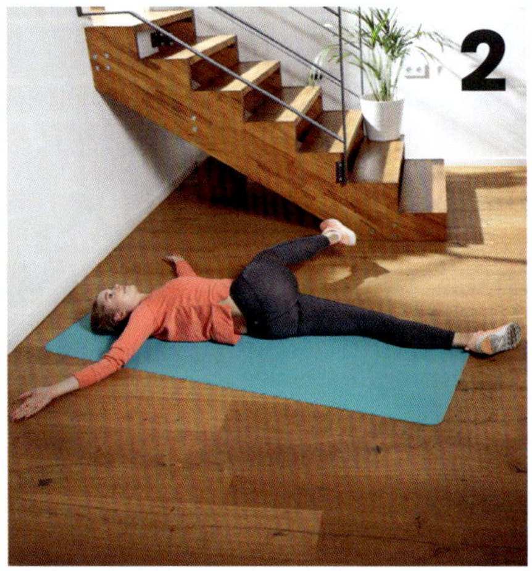

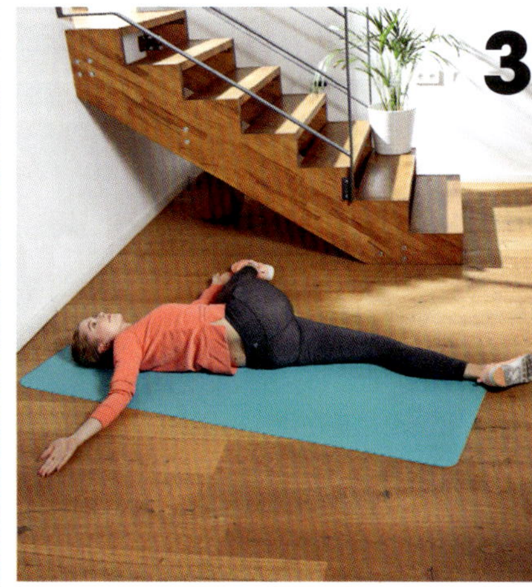

AUSGANGSPOSITION

- Lege dich in Rückenlage auf den Boden und strecke die Arme seitlich aus. Deine Beine sind gestreckt (1).

AUSFÜHRUNG

- Versuche nun, mit dem rechten Fuß deine linke Hand zu berühren. Drehe dafür dein Gesäß und deinen Rücken ein, um möglichst nah an deine Hand zu kommen. Die Schulter darf sich dabei ruhig etwas vom Boden lösen (2).
- Führe das Bein in die Ausgangslage zurück und bewege nun dein linkes Bein in Richtung der rechten Hand. Wiederhole stets im Wechsel.
- Solltest du deinen Fuß aus eigener Kraft nicht mehr näher zu deiner Hand bringen, versuche, die Bewegungsamplitude am Ende mit kurzen, leichten Pendelbewegungen zu vergrößern. (3)
- Dauer/Wiederholungen: Trainiere 20 Sekunden. Absolviere zwei Durchgänge.

Wichtig: Mache keine ruckartigen Bewegungen,sondern taste dich langsam an die volle Bewegungslänge heran.

DEIN ERFOLG

DATUM ....

WDH. ....

TRAININGSPLAN WARM-UP

Mache alle vier Übungen hintereinander, um dich vernünftig aufzuwärmen.

Jedes Übungsintervall dauert 20 Sekunden. Insgesamt machen wir zum Warm-up zwei Durchgänge pro Übung.

Solltest du nach einer Übung eine Pause benötigen, ist das in Ordnung. Versuche, nach 10 oder 20 Sekunden Pause mit der nächsten Übung weiterzumachen. Versuche auch, während der Übungen normal weiterzuatmen. Es ist auch in Ordnung, wenn du während einer Übung kurz durchatmen musst. Bemühe dich aber dabei, in den Übungen die Pausen so kurz wie möglich zu halten. Ein bisschen Puls muss sein!

In deinem auf 5 Minuten ausgelegten Trainingsplan sind nach jeder Übung automatisch jeweils 10 Sekunden Pause vorgesehen, damit du in Ruhe die Ausgangsposition der nächsten Übung einnehmen kannst.

DEIN WARM-UP

DURCHGANG 1		DURCHGANG 2	
Übung 1: Zombie Walk Kick	à 20 Sekunden	**Übung 1:** Zombie Walk Kick	à 20 Sekunden
Übung 2: Low Kick	à 20 Sekunden	**Übung 2:** Low Kick	à 20 Sekunden
Übung 3: Einbein-Stand mit Kniebeuge	à 20 Sekunden (10 Sek. pro Bein)	**Übung 3:** Einbein-Stand mit Kniebeuge	à 20 Sekunden (10 Sek. pro Bein)
Übung 4: Ischiocrurale Gruppe und Lendenwirbelsäulenbereich	à 20 Sekunden	**Übung 4:** Ischiocrurale Gruppe und Lendenwirbelsäulenbereich	à 20 Sekunden

Gesamtzeit: 5 Min. (inkl. 10 Sek. Pause zwischen jeder Übung)

MUSKELN UND KREISLAUF IN SCHWUNG BRINGEN

02 BEINE

In unseren Beinen befindet sich die größte Muskelgruppe des Körpers, die wir mit den folgenden Übungen aktivieren. Ein besonderes Augenmerk habe ich dabei auch auf die Abduktoren, also die Außenseite der Oberschenkel gelegt.

LUNGES IM WECHSEL

LEVEL 1

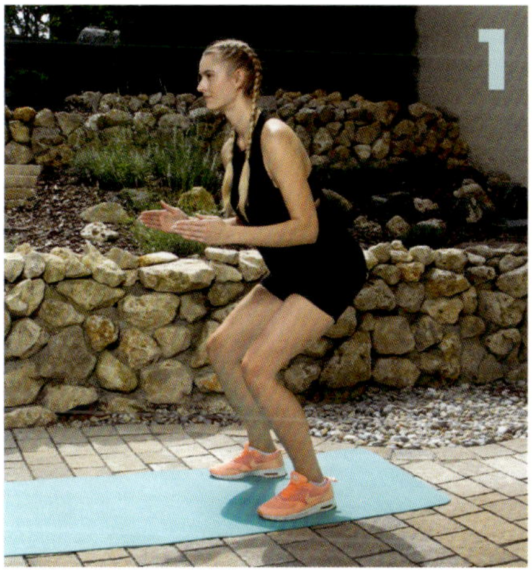

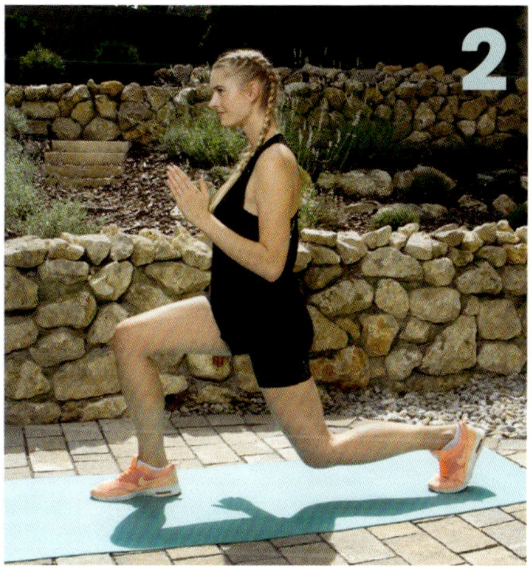

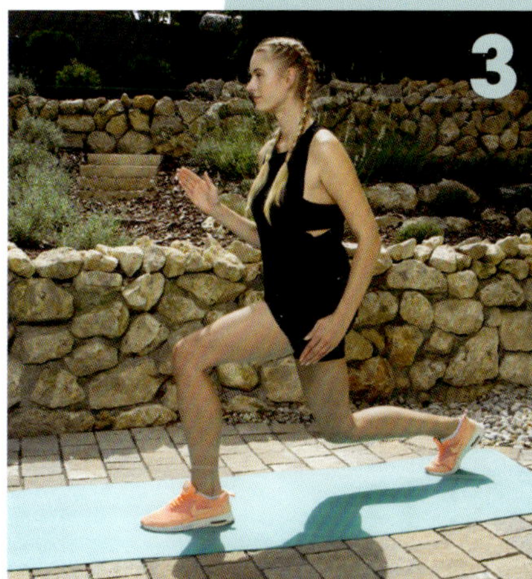

AUSGANGSPOSITION

- Stelle dich hin und gehe leicht in die Knie (1).

AUSFÜHRUNG

- Mit dem rechten Bein machst du einen Ausfallschritt nach vorn. Der Schritt sollte ausreichend groß sein, sodass sich dein Knie in der gebeugten Endposition nicht über die Zehenspitzen schiebt.
- Nach dem Ausfallschritt senkst du deine Hüfte ab. Achte auf einen geraden Oberkörper. Beuge dich nicht nach vorn in Richtung Knie (2).
- Drücke dich anschließend aus der gebeugten Position wieder nach oben.
- Wiederhole dasselbe Bewegungsmuster. Starte den Ausfallschritt nun jedoch mit dem linken Bein (3). Jede Wiederholung zählt.

- Po
- Beine (insbesondere Oberschenkelvorderseite)

Scanne den QR-Code mit deinem Smartphone, um zum Übungsvideo zu gelangen.

ZUM TRAININGSVIDEO:

DEIN ERFOLG

DATUM

WDH.

LEVEL 2

EINSEITIGE LUNGES

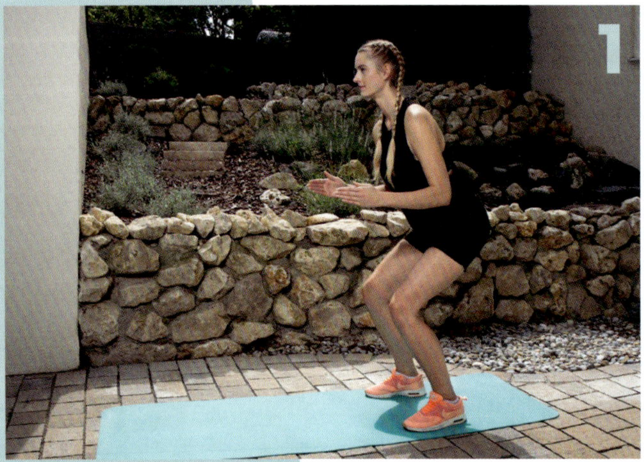

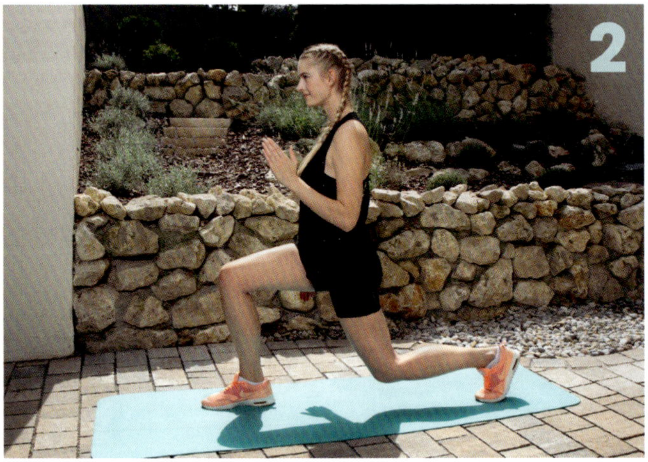

- Po
- Beine (insbesondere Oberschenkelvorderseite)

AUSGANGSPOSITION

- Stelle dich hin und gehe leicht in die Knie (1).

AUSFÜHRUNG

- Das Bewegungsmuster funktioniert analog zu Level 1. Die Progression in Level 2 erreichen wir, indem du das Bein nun nicht mehr nach jeder Wiederholung wechselst, sondern die maximalen Wiederholungen zuerst auf nur einer Seite absolvierst und anschließend die andere Seite trainierst (2).

ZUM TRAININGSVIDEO:

DEIN ERFOLG

DATUM ....

WDH. ....

EINSEITIGE LUNGES MIT WIPPEN

3 LEVEL

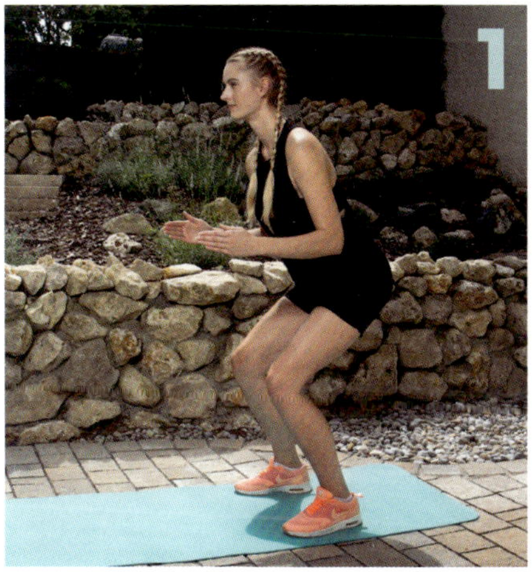

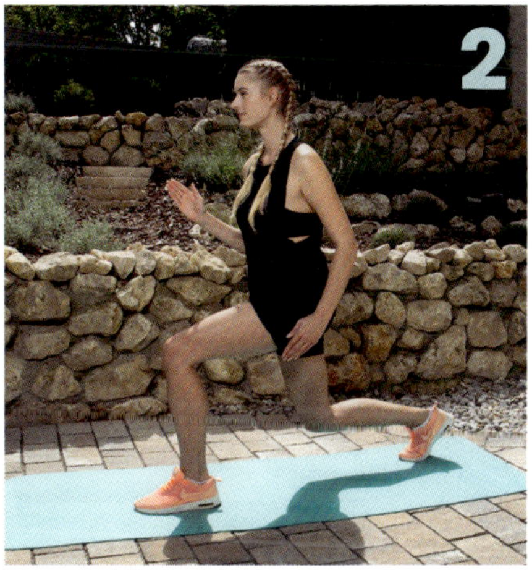

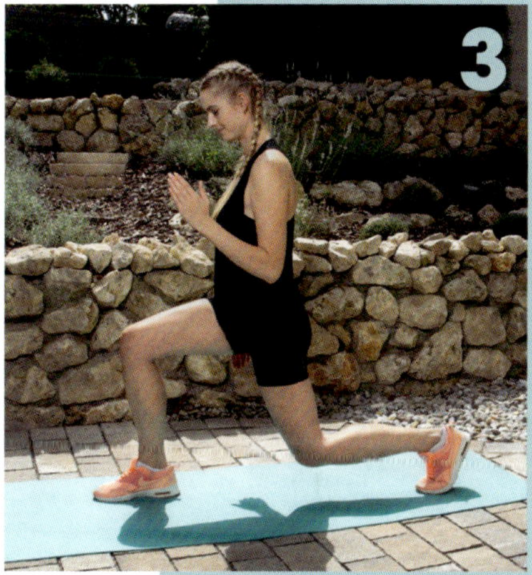

AUSGANGSPOSITION

- Stelle dich gerade hin und gehe leicht in die Knie (1).

AUSFÜHRUNG

- In Level 3 arbeiten wir mit demselben Bewegungsmuster wie in Level 2, fügen der gebeugten Endposition allerdings noch zwei Wippen hinzu.
- Mache einen Ausfallschritt und gehe in die Beuge (2). Dort angekommen, wippst du zweimal nach (3) und drückst dich erst dann wieder in die Ausgangsposition (3).
- Wie auch in Level 2 machst du die maximale Wiederholungszahl zunächst auf einer Seite und trainierst anschließend das Bein auf der anderen Seite.

- Po
- Beine (insbesondere Oberschenkelvorderseite)

ZUM TRAININGSVIDEO:

DEIN ERFOLG

DATUM ....

WDH. ....

LEVEL 1

HALBER JUMPING JACK SQUAT

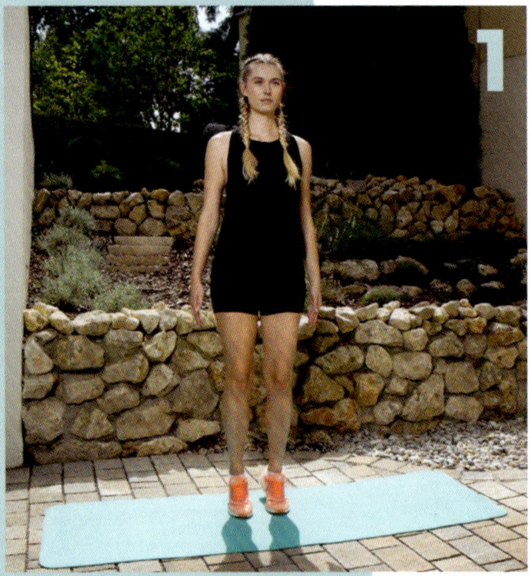

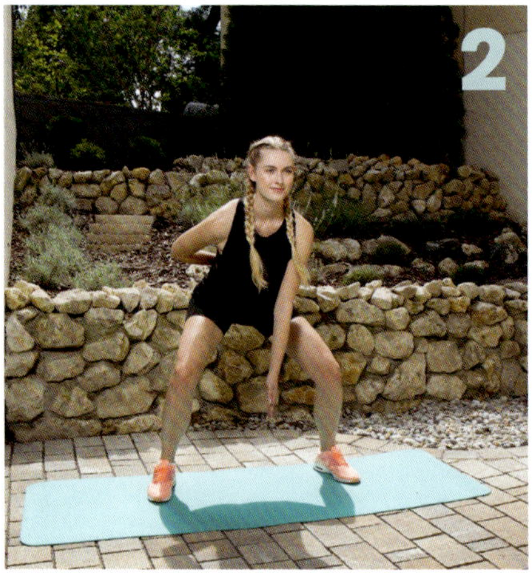

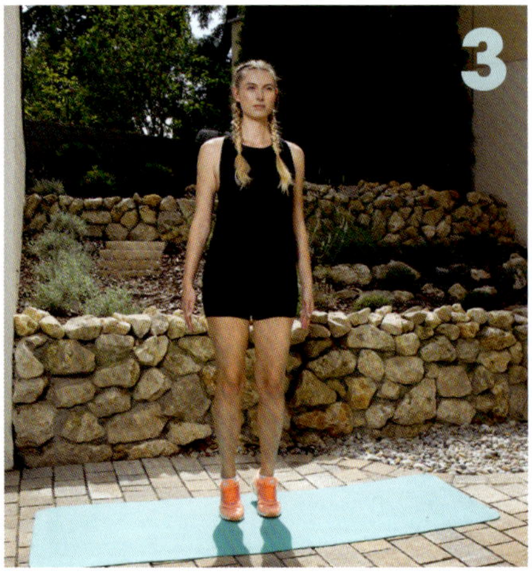

- Beine
- Po
- anteilig Bauch für Grundspannung
- Herz-Kreislauf-System

AUSGANGSPOSITION

- Stelle dich gerade hin (1).

AUSFÜHRUNG

- Springe mit den Füßen wie bei einem klassischen Jumping Jack nach außen, gehe mit dem Gesäß nach hinten und beuge die Knie. Halte dabei einen Arm vorne, als würdest du nach unten greifen. Stoppe, wenn sich deine Hand etwa auf Kniehöhe befindet (2).
- Führe nun die Beine mit einem dynamischen Sprung wieder zusammen (3).
- Führe beim nächsten Sprung den anderen Arm nach unten. Jede Wiederholung zählt.

Wichtig: Achte während der gesamten Übung auf einen geraden Rücken.

ZUM TRAININGSVIDEO:

DEIN ERFOLG

DATUM

WDH.

GANZER JUMPING JACK SQUAT

2 LEVEL

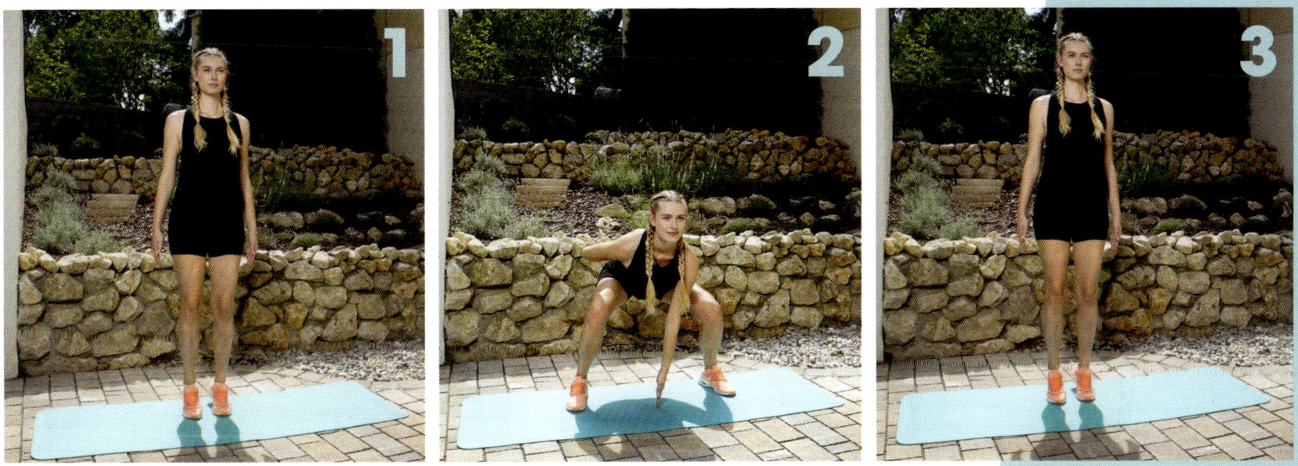

AUSGANGSPOSITION

- Stelle dich gerade hin (1).

Wichtig: Halte auch hier wieder den Rücken während der gesamten Übung gerade. Achte darauf, dass du deinen Oberkörper nicht nach vorne beugst, um den Boden zu erreichen.

AUSFÜHRUNG

- Das Bewegungsmuster ist analog wie in Level 1. Springe mit den Füßen wie bei einem klassischen Jumping Jack nach außen, gehe mit dem Gesäß nach hinten und beuge die Knie. Halte dabei einen Arm vorne, als würdest du nach unten greifen. Versuche dabei, die Beuge so tief zu machen, dass du mit deinen Fingerspitzen den Boden berührst (2).
- Springe anschließend in die Ausgangsposition zurück und wechsle beim nächsten Sprung den Arm (3). Jede Wiederholung zählt.

- Beine
- Po
- anteilig Bauch für Grundspannung
- Herz-Kreislauf-System

ZUM TRAININGSVIDEO:

DATUM

WDH.

DEIN ERFOLG

LEVEL 3

GANZER JUMPING JACK SQUAT & STABILISATION

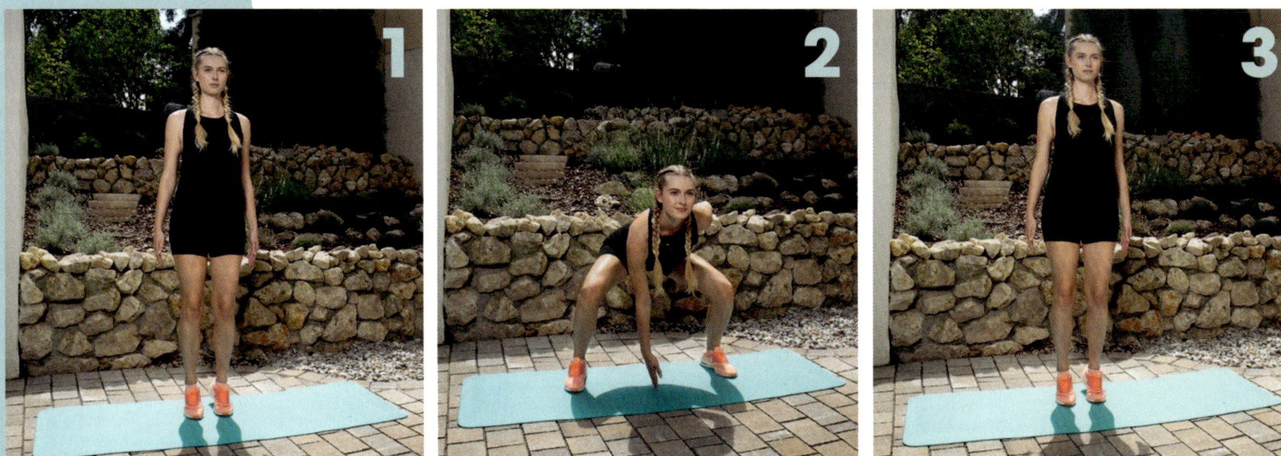

- Beine
- Po
- anteilig Bauch für Grundspannung
- Herz-Kreislauf-System

AUSGANGSPOSITION

- Stelle dich gerade hin (1).

Wichtig: Du könntest in der Beuge natürlich die Sekunden auch klassisch mit „1-2-3" zählen. Allerdings zählt man kurze Zahlen automatisch schneller. Ich arbeite daher lieber mit langen Zahlen wie eben 21, 22 und 23. Zählst du diese laut oder im Kopf, kommst du der gewünschten 3-sekündigen Stabilisation wirkliche nahe.

AUSFÜHRUNG

- Das Bewegungsmuster ist analog zu Level 1. Springe mit den Füßen wie bei einem klassischen Jumping Jack nach außen, gehe mit dem Gesäß nach hinten und beuge die Knie. Halte dabei einen Arm vorne, als würdest du nach unten greifen. Wir verharren nun in der Beuge für zwei bis drei Sekunden: Sobald deine Fingerspitzen den Boden berühren, bleibst du in der Position stehen und zählst langsam: „21-22-23" (2).
- Jede Wiederholung zählt (3).

ZUM TRAININGSVIDEO:

DEIN ERFOLG

DATUM ....

WDH. ....

SIDE KICK

1 LEVEL

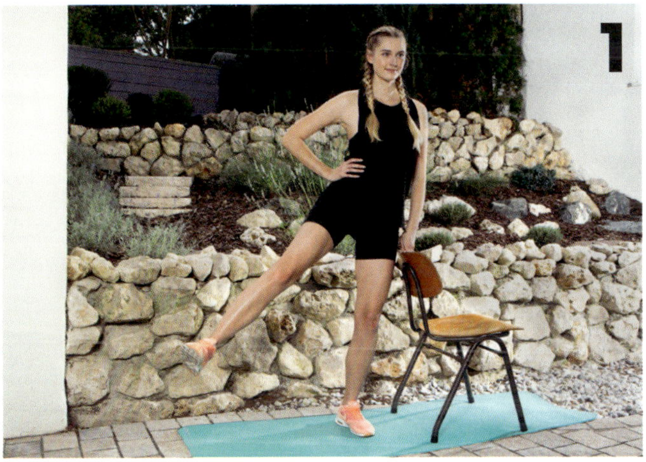

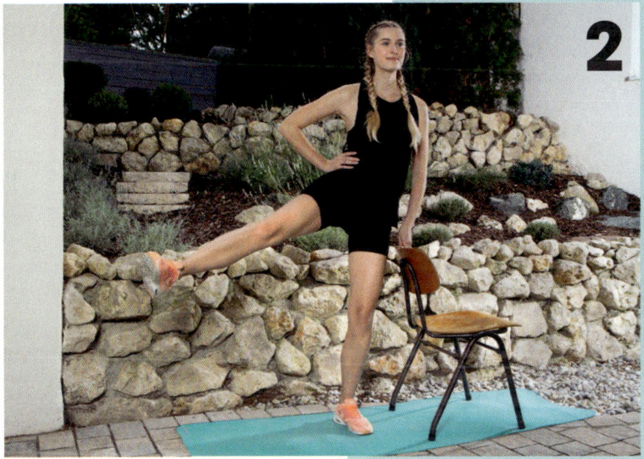

AUSGANGSPOSITION

- Für diese Übung benötigen wir einen Stuhl, auf dessen Lehne du dich seitlich leicht abstützen kannst. Stelle dich aufrecht neben den Stuhl (1).

Wichtig: Arbeite bei der Bewegung des Beines nicht mit dem Schwung und lasse dein Bein in der Abwärtsbewegung nicht einfach nach unten fallen. Du solltest die Bewegung stets kontrollieren. Dass das der Fall ist, merkst du zum Beispiel daran, dass du die Bewegung sowohl in der Aufwärts- als auch in der Abwärtsbewegung jederzeit stoppen kannst.

AUSFÜHRUNG

- Stabilisiere dein Standbein und hebe dein linkes Bein nach außen an (=Abduktion). Führe das Bein wieder zurück und starte in die nächste Abduktion, ohne den Fuß abzusetzen.
- Achte darauf, dass dein Oberkörper möglichst aufrecht bleibt und sich nicht zu sehr auf die der Abduktion entgegengesetzten Seite neigt (2).
- Trainiere anschließend die andere Seite. Versuche, auf jeder Seite so viele Wiederholungen wie möglich zu schaffen.

- äußerer Gesäßmuskel
- Oberschenkelaußenseite

ZUM TRAININGSVIDEO:

DATUM

WDH.

DEIN ERFOLG

LEVEL 2

SIDE KICK MIT WIPPEN

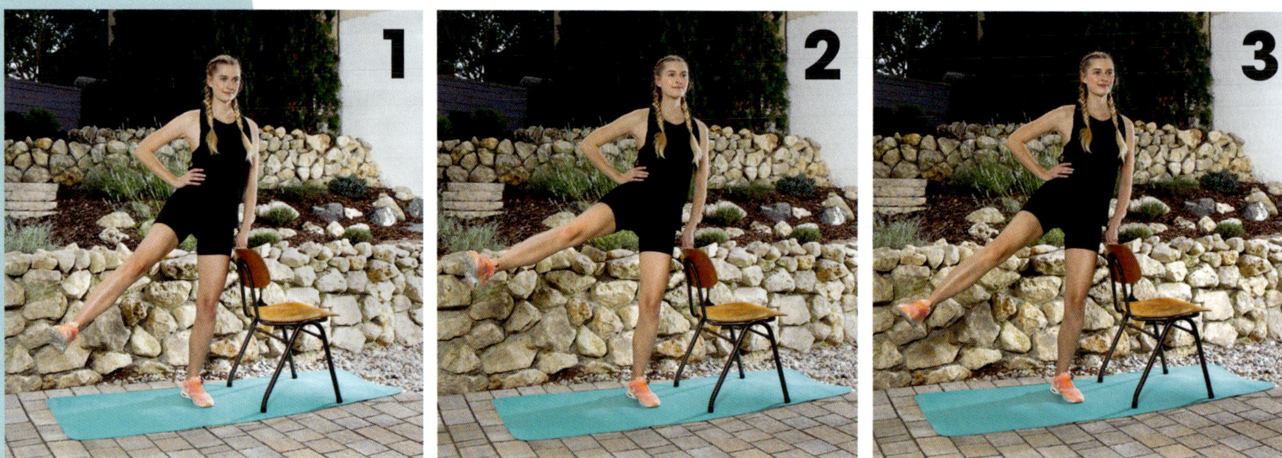

- äußerer Gesäßmuskel
- Oberschenkelaußenseite

AUSGANGSPOSITION

- Stelle dich aufrecht neben den Stuhl und stütze dich mit der Hand auf der Lehne ab (1).

AUSFÜHRUNG

- In Level 2 arbeiten wir mit demselben Bewegungsmuster wie in Level 1. Stabilisiere dein Standbein und hebe dein linkes Bein nach außen an.
- Wenn du dein Bein seitlich angehoben hast, wippe noch dreimal nach, bevor du das Bein wieder nach unten führst (2, 3).
- Trainiere anschließend die andere Seite. Versuche, auf jeder Seite so viele Wiederholungen wie möglich zu machen.

ZUM TRAININGSVIDEO:

DEIN ERFOLG

DATUM ....

WDH. ....

SIDE KICK MIT BANDWIDERSTAND

LEVEL 3

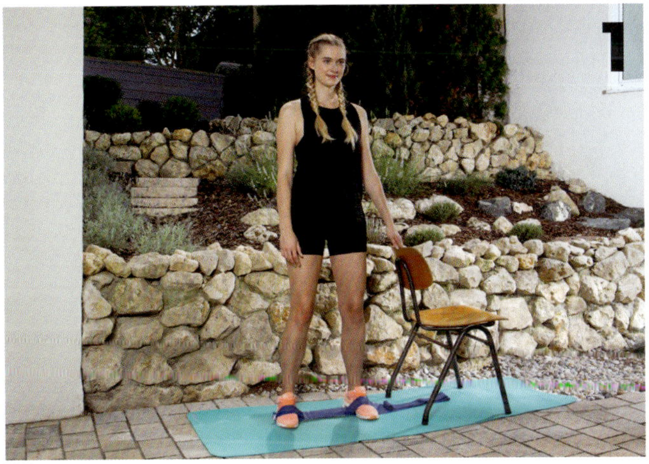

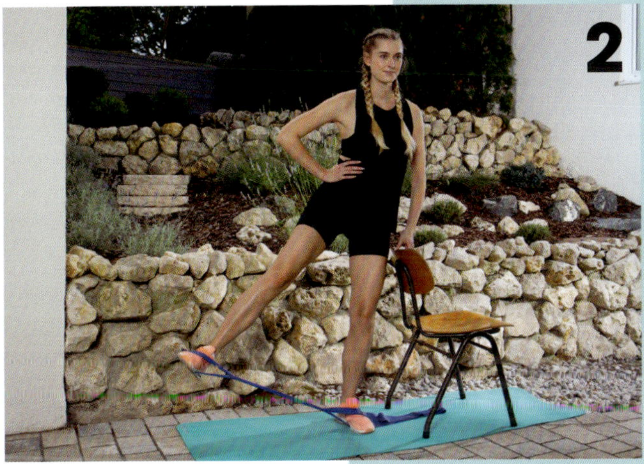

AUSGANGSPOSITION

- Stelle dich aufrecht neben den Stuhl und stütze dich mit der Hand auf der Lehne ab (1).

AUSFÜHRUNG

- Die finale Progression in Level 3 erreichen wir wieder mit unserem TheraBand. Steige dazu mit den Füßen in einen mittleren und einen äußeren Loop (1) und arbeite bei der Abduktion zusätzlich gegen den Widerstand des Bandes (2).
- Trainiere anschließend die andere Seite. Versuche, auf jeder Seite so viele Wiederholungen wie möglich zu machen.

- äußerer Gesäßmuskel
- Oberschenkelaußenseite

ZUM TRAININGSVIDEO:

DEIN ERFOLG

DATUM ....

WDH. ....

03 ARME & SCHULTERN

Sage den „Winke-Armen" den Kampf an! Mit folgenden Übungen formst und kräftigst du vor allem deine Arme und Schultern. Gleichzeitig arbeitest du aber auch bereits an einer aufrechten Körperhaltung, da Übungen wie die Push-ups oder das Wippen in der Plank auch deine Rumpfmuskeln fordern.

STÜTZ MIT SHOULDER DIP

LEVEL 1

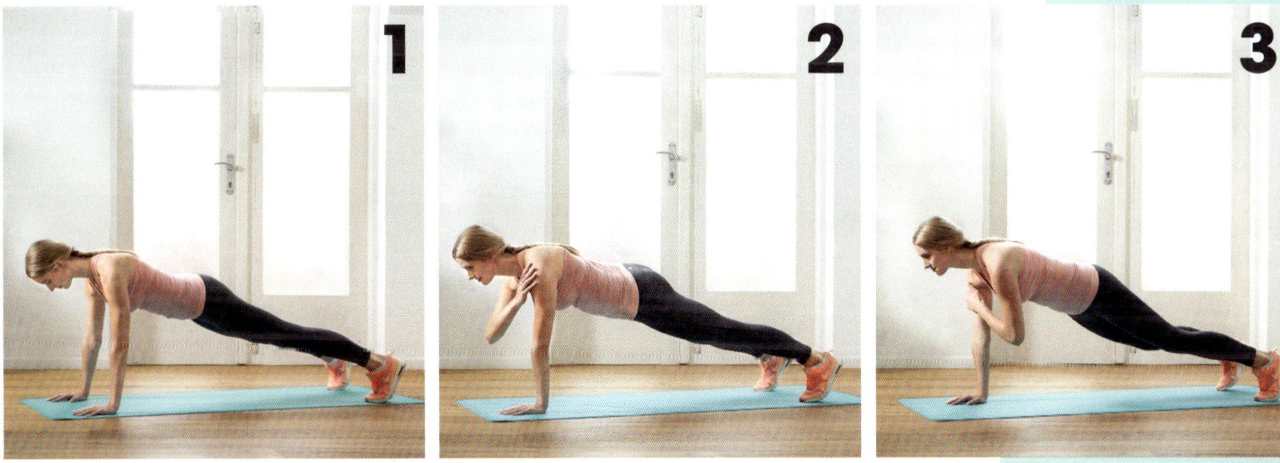

AUSGANGSPOSITION

- Gehe in die Liegestütz-Grundposition.
- Achte darauf, dass deine Handgelenke senkrecht unter deinen Schultergelenken bleiben (1).

TIPP: Wenn du bei dieser Übung große Probleme hast, das Gleichgewicht zu halten, stelle einfach deine Füße etwas breiter auseinander. So erhöhst du deine Stabilität. Je enger du aber deine Füße stellst, desto mehr muss deine Rumpfmuskulatur arbeiten.

AUSFÜHRUNG

- Berühre nun abwechselnd mit der rechten Handfläche kurz deine linke Schulter (2) und setze sie wieder in die Ausgangsposition zurück. Anschließend berührst du mit der linken Handfläche kurz die rechte Schulter. (3)
- Setze deine Hand bei jeder Wiederholung unter dem Schultergelenk ab.
- Jede Schulterberührung zählt als Wiederholung.

- Brust
- Schultern
- Trizeps
- Rumpf

ZUM TRAININGSVIDEO:

DATUM ....

WDH. ....

DEIN ERFOLG

LEVEL 2

GEROLLTER PUSH-UP

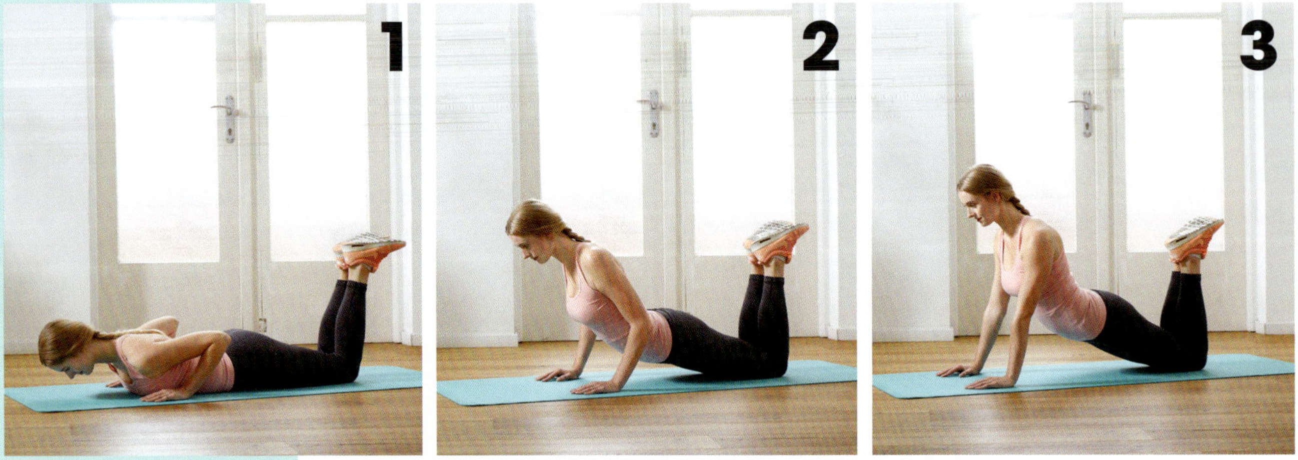

- Brust
- Schultern
- Trizeps
- Rumpf

ZUM TRAININGSVIDEO:

AUSGANGSPOSITION

- Lege dich mit dem Bauch flach auf den Boden, halte dabei die Unterschenkel in einem 90-Grad-Winkel nach oben und führe die Füße zusammen.
- Lege nun deine Handinnenflächen unter der Schulter auf den Boden und halte deine angewinkelten Ellenbogen so dicht wie möglich am Körper.
- Deine Lenden- und Halswirbelsäule sollten in einer Ebene liegen (1).

AUSFÜHRUNG

- Drücke dich aus der Ausgangsposition hoch, indem du zuerst den Oberkörper nach oben drückst und dann die Hüfte (2). Deine Ellenbogen sollen dann ganz durchgestreckt sein.
- Kippe aus dieser Endposition (3) dann zuerst die Hüfte leicht nach vorn und rolle dich anschließend leicht nach vorne ab, bis du wieder auf dem Bauch in der Ausgangsposition liegst.
- Anschließend rollst du dich wieder wie beschrieben auf.
- Jede Wiederholung zählt.

DEIN ERFOLG

DATUM ....

WDH. ....

PUSH-UP MIT BAND

3 LEVEL

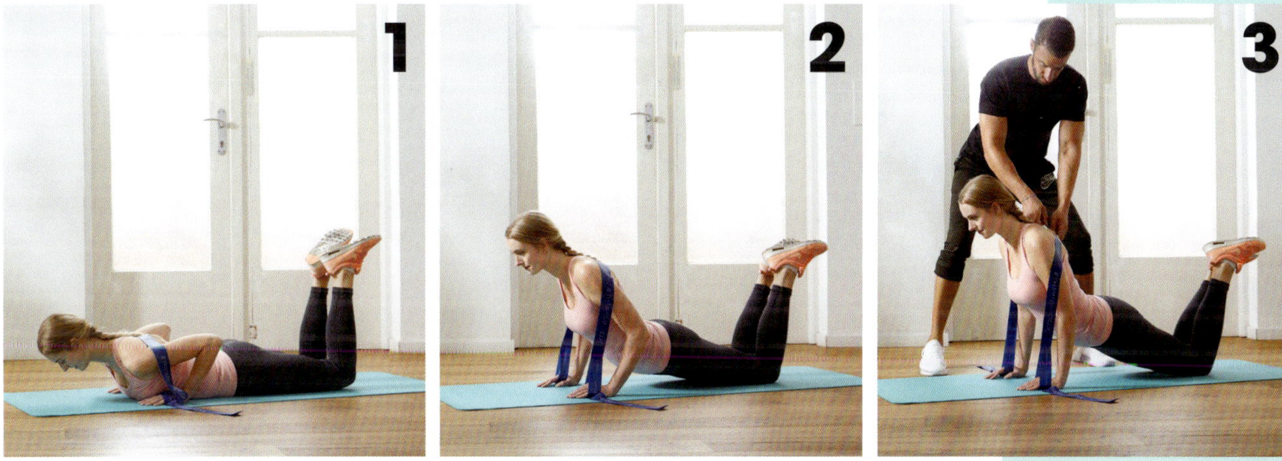

AUSGANGSPOSITION

- Gehe in dieselbe Grundposition, wie in der Übung Level 2 beschrieben.
- Zusätzlich arbeiten wir nun jedoch mit einem TheraBand. Greife dazu mit deinen Händen in die äußeren Loops des Bandes. Führe das Band über deinen Rücken.
- Je enger du die Loops des Bandes greifst, desto kraftraubender ist die Übung (1).

TIPP: Die Schlaufen bzw. Schlingen des TheraBands lassen sich auch mit einem Gymnastikband mittels Knoten und Wickelungen erstellen …

AUSFÜHRUNG

- Wir arbeiten mit dem gleichen Bewegungsmuster wie in Level 2. Drücke dich aus der Ausgangsposition hoch, indem du zuerst den Oberkörper nach oben drückst und dann die Hüfte (2).
- Aus der Endposition (3 kippst du dann zuerst die Hüfte leicht nach vorn und rollst dich leicht nach vorne ab, bis du wieder auf dem Bauch in der Ausgangsposition liegst. Anschließend rollst du dich wieder auf.
- Jede Wiederholung zählt.

- Brust
- Schultern
- Trizeps
- Rumpf

ZUM TRAININGSVIDEO:

DATUM ....

WDH. ....

DEIN ERFOLG

LEVEL 1

WIPPEN IN DER PLANK

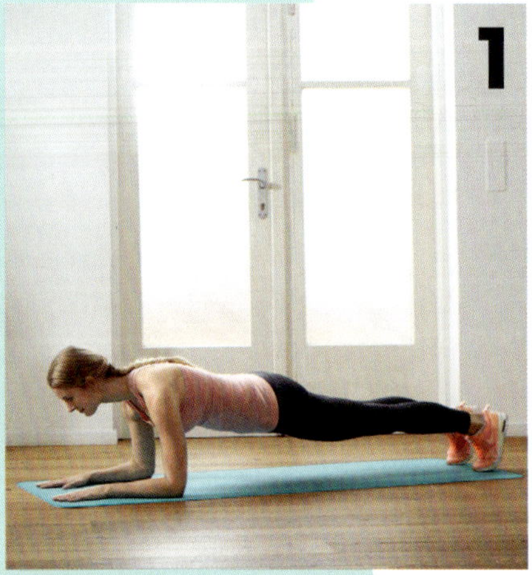

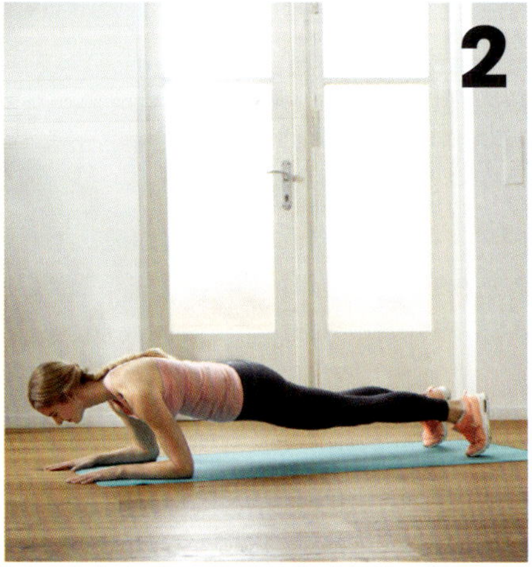

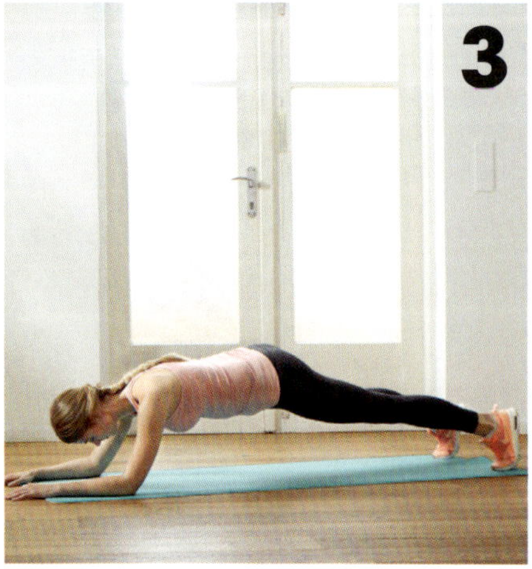

- Bauch
- Trizeps
- Schultern
- oberer Rücken (Schulterblätterspannung)
- Oberschenkelvorderseite
- anteilig Waden (beim bewussten Vorschieben aus den Zehenspitzen)

ZUM TRAININGSVIDEO:

AUSGANGSPOSITION

- Gehe in die Grundposition Plank (Unterarmstütz): Lege dich dazu auf den Boden und achte darauf, dass sich deine Ellenbogen unterhalb des Schultergelenks befinden. Lege deine Handinnenflächen und deine Unterarme flach auf den Boden, deine Oberarme sind um 90 Grad angewinkelt. Stelle deine Füße hüftbreit auf und halte deinen Rumpf in einer geraden Linie parallel zum Boden (1).

TIPP: Solltest du Schmerzen im Lendenwirbelbereich verspüren, kannst du aus der geraden Linie der Ausgangsposition herausgehen, indem du deinen Po etwas nach oben schiebst. Das entlastet deinen Rücken.

AUSFÜHRUNG

- Schiebe dich nun über das Sprunggelenk leicht nach vorn (2).
- Schiebe anschließend deinen Rumpf so weit wie möglich nach hinten (3).
- Achte darauf, dass dein Rumpf während der ganzen Bewegung parallel zum Boden bleibt und du deine Hüfte weder nach oben noch nach unten schiebst.
- Jede Wiederholung zählt.

DEIN ERFOLG

DATUM ....

WDH. ....

PLANKWIPPE MIT ABSENKEN DES KÖRPERS

2 LEVEL

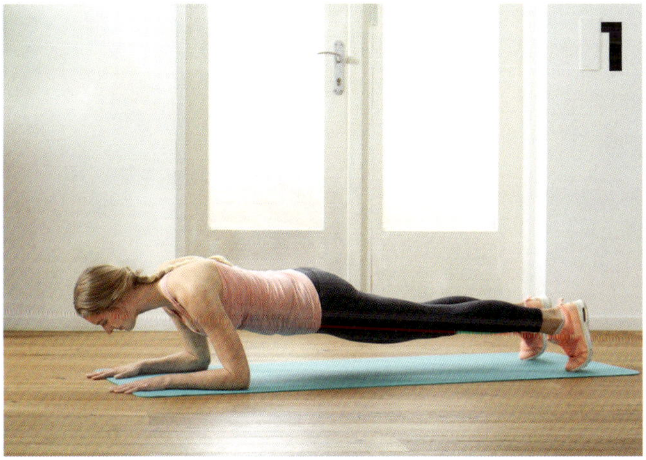

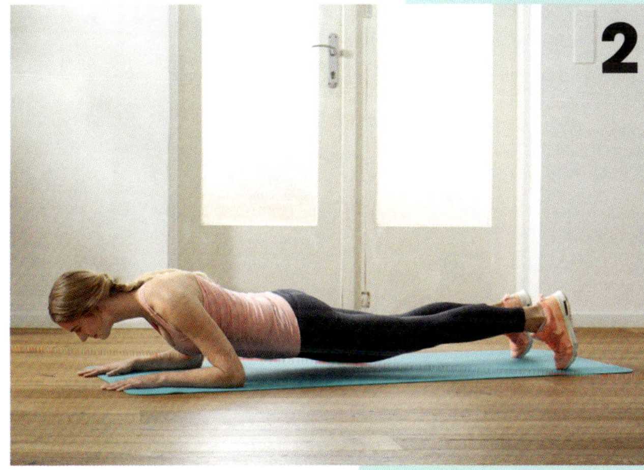

AUSGANGSPOSITION

- Gehe wieder in die Grundposition Plank (Unterarmstütz).
- Versuche nun jedoch, die Zehenspitzen etwas weiter nach vorne unter das Schienbein zu stellen, um deinen Bewegungsspielraum zu erhöhen (1).

AUSFÜHRUNG

- Schiebe dich nun wieder aus der Ausgangsposition nach vorne und senke dich dabei gleichzeitig in gerader Linie etwas zum Boden hin ab. Durch die veränderte Fußstellung solltest du dich deutlich weiter nach vorne schieben können, als in Übung Level 1 beschrieben (2).
- Schiebe dich anschließend zurück in die Ausgangsposition.
- Jede Wiederholung zählt.

Wichtig: Lege den Oberkörper nicht vollständig auf dem Boden ab, sondern achte auf einen sehr kurzen Bodenkontakt.

- Bauch
- Trizeps
- Schultern
- oberer Rücken (Schulterblätterspannung)
- Oberschenkelvorderseite
- anteilig Waden (beim bewussten Vorschieben aus den Zehenspitzen)

ZUM TRAININGSVIDEO:

DEIN ERFOLG

DATUM

WDH.

LEVEL 3

PLANKWIPPE MIT ABSENKEN & BEINHEBEN

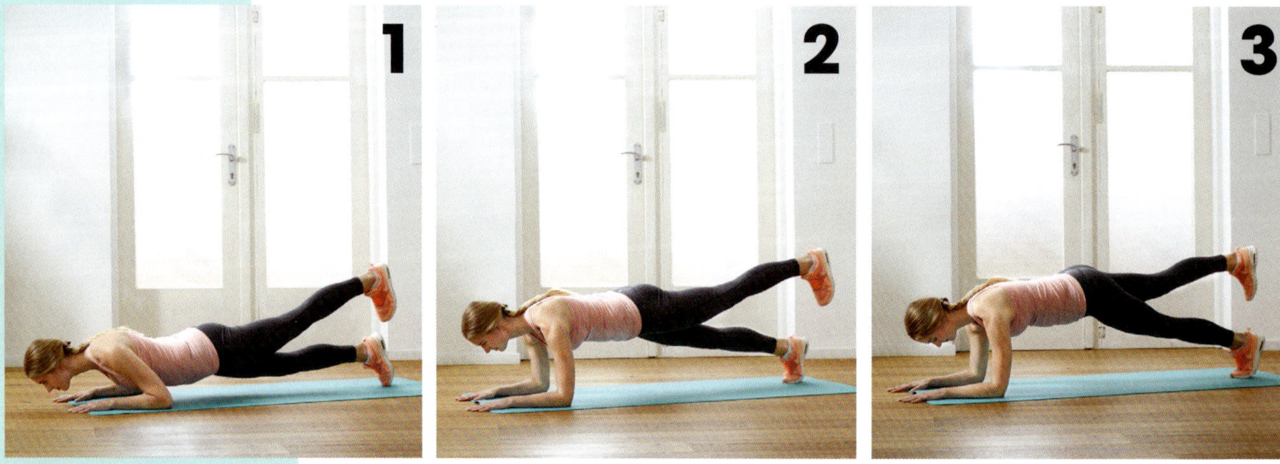

- Bauch
- Trizeps
- Schultern
- oberer Rücken (Schulterblätterspannung)
- Oberschenkelvorderseite
- anteilig Waden (beim bewussten Vorschieben aus den Zehenspitzen)

ZUM TRAININGSVIDEO:

AUSGANGSPOSITION

- Gehe wie zuvor in die Grundposition Plank (Unterarmstütz).
- Stelle deine Zehenspitzen so weit wie möglich unter das Schienbein.
- Hebe nun ein Bein leicht an (1).

Wichtig: Es geht nicht darum, dein Bein möglichst hoch zu stellen. Ein leichtes Anheben des Beines, das für Spannung im Gesäßmuskel (Musculus gluteus maximus) sorgt, reicht vollkommen aus.

AUSFÜHRUNG

- Schiebe dich nun wie in Level 2 wieder nach vorn und anschließend nach hinten in die Ausgangsposition.
- Aus der Ausgangsposition stellst du das angehobene Bein ab und hebst dein anderes Bein an (2).
- Anschließend schiebst du dich wieder nach vorn und zurück.
- Wechsle das Bein bei jeder Wiederholung (3).
- Jede Wiederholung zählt.

DEIN ERFOLG

DATUM ....

WDH. ....

DIPS AN EINER KANTE

1 **LEVEL**

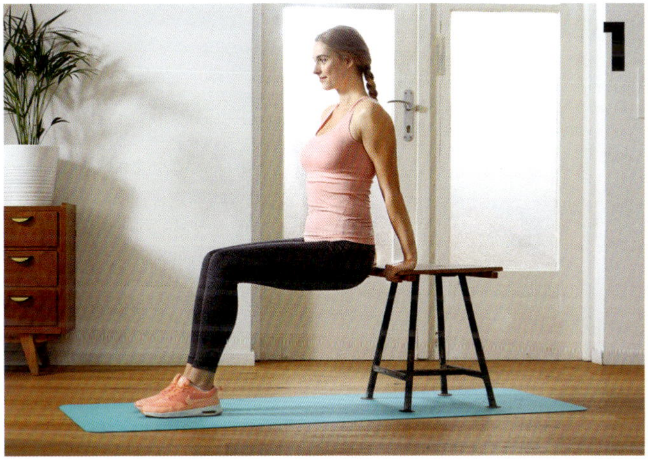

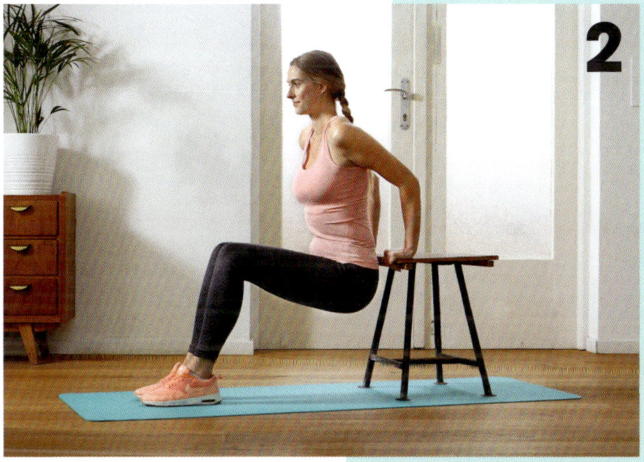

AUSGANGSPOSITION

- Für diese Übung benötigst du einen stabilen Hocker oder eine Bank.
- Stütze die Handflächen so auf die Auflage, dass deine Handrücken in Richtung Gesäß zeigen und nicht nach außen gestellt sind. Versuche, die Hände möglichst dicht beieinander und nah am Gesäß zu halten.
- Stelle nun die Füße nach vorne. Dein Gesäß sollte sich dabei möglichst nah an der Stuhl- oder Bankkante befinden. Die Beugung im Kniegelenk sollte bei 90 Grad liegen (1).

AUSFÜHRUNG

- Dippe die halbe Strecke nach unten und anschließend wieder nach oben.
- Achte darauf, dass du deine Ellenbogen beim Dippen nicht nach außen klappst, sondern immer dicht am Körper führst (2).
- Jede Wiederholung zählt.

Wichtig: Setze die Hände wirklich nah an den Körper auf. Setzt du sie bei dieser Übung zu weit auseinander, entstehen negative Scherkräfte auf das Schultergelenk.

- primär isoliert Trizeps
- anteilig Schultern
- anteilig Po (sobald die Knie angewinkelt sind und die Fersen bewusst in den Boden drücken)

ZUM TRAININGSVIDEO:

DATUM

WDH.

DEIN ERFOLG

LEVEL 2

DIPS MIT WEITER VORGESTELLTEN BEINEN

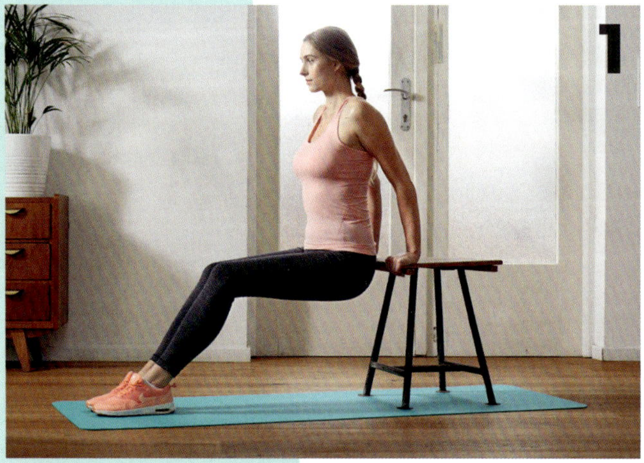

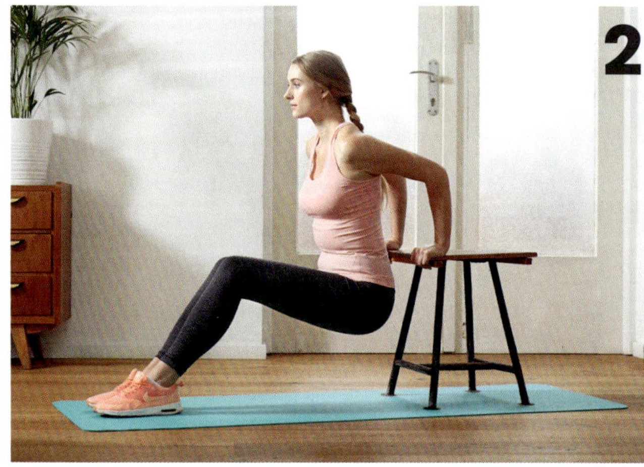

- primär isoliert Trizeps
- anteilig Schultern
- anteilig Po (sobald die Knie angewinkelt sind und die Fersen bewusst in den Boden drücken)

AUSGANGSPOSITION

- Um den Schwierigkeitsgrad bei den Dips zu erhöhen, stellen wir die Füße etwas weiter nach vorn, sodass die Beugung im Kniegelenk nun über 90 Grad beträgt.
- Achte darauf, dass dein Gesäß nicht mit deinen Füßen nach vorne rutscht, sondern nah an der Stuhlkante bleibt (1).

AUSFÜHRUNG

- Dippe wieder die halbe Strecke nach unten und wieder hoch.
- Auch hierbei sollte dein Gesäß nicht nach vorne rutschen. Die Dip-Bewegung erfolgt nach unten (2)!
- Jede Wiederholung zählt.

ZUM TRAININGSVIDEO:

DEIN ERFOLG

DATUM ....

WDH. ....

DIPS MIT HOCHGESTELLTEN BEINEN

3 LEVEL

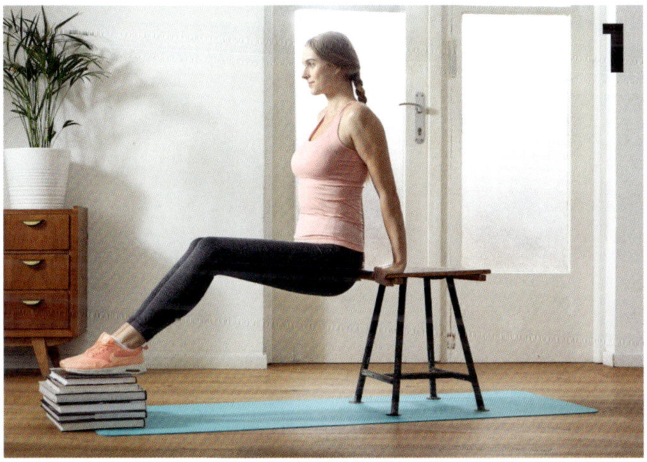

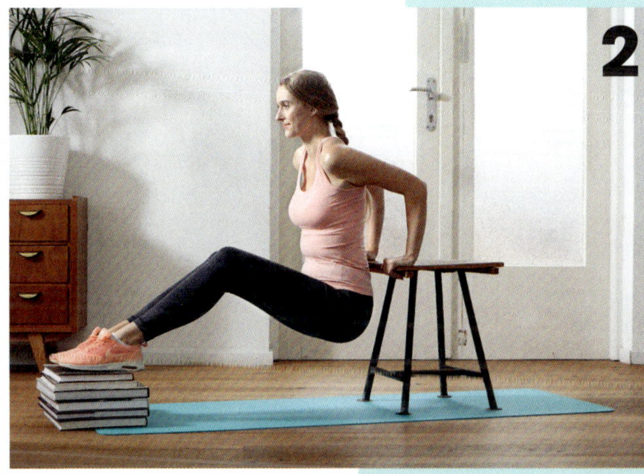

AUSGANGSPOSITION

- Gehe in die Grundposition, wie in Level 2 beschrieben.
- In Level 3 stehen die Füße nicht mehr auf dem Boden, sondern werden auf einem stabilen Bücherstapel, einer flachen Bank oder Ähnlichem aufgestellt (1).

AUSFÜHRUNG

- Das Aufstellen der Knie ermöglicht es dir, tiefer als zuvor zu dippen, wodurch die an den Dips beteiligten Muskelgruppen stärker gefordert werden (2).
- Jeder Dip zählt.

- primär isoliert Trizeps
- anteilig Schultern
- anteilig Po (sobald die Knie angewinkelt sind und die Fersen bewusst in den Boden drücken)

ZUM TRAININGSVIDEO:

DATUM ....

WDH. ....

DEIN ERFOLG

LEVEL 1

EINARMIGES TRIZEPS-STRECKEN

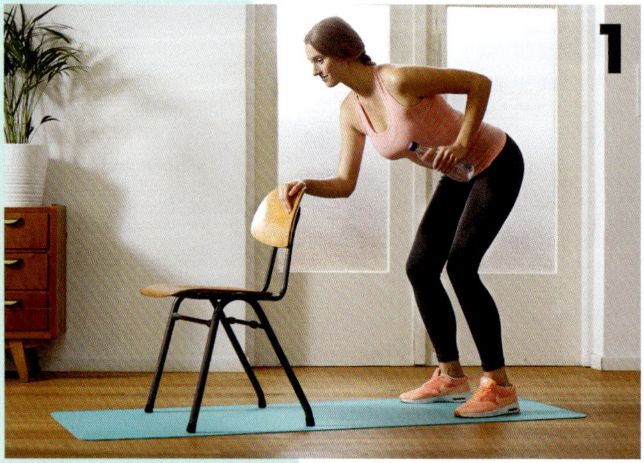
1

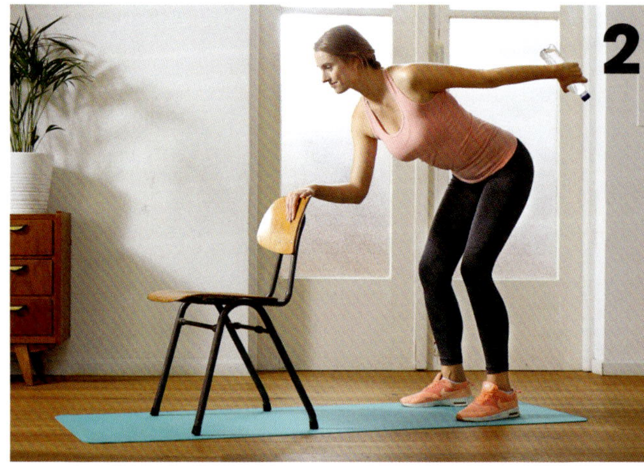
2

- primär isolierendes Trizepstraining
- anteilig Schultern (da die Bewegung über Kopf stattfindet)
- anteilig Bauch (durch das Anspannen des Rumpfes in der Position für korrekte Technik)

ZUM TRAININGSVIDEO:

AUSGANGSPOSITION

- Für diese Übung benötigen wir einen Stuhl mit Lehne und ein Gewicht, zum Beispiel eine Wasserflasche oder eine Hantel.
- Beuge die Knie leicht durch, deine Füße stehen nah beieinander.
- Beuge nun den Oberkörper nach vorne, halte dabei deinen Rücken gerade, gehe in ein leichtes Hohlkreuz und stütze dich mit einer Hand auf der Stuhllehne ab.
- Nimm das Gewicht in die andere Hand, finde dein Gleichgewicht und spanne deinen Bauch an.
- Führe den Ellenbogen des Arms, der das Gewicht trägt, nach oben (1).
- Führe den Ellenbogen parallel zur Körperachse und nicht seitlich.

AUSFÜHRUNG

- Strecke deinen Unterarm nach hinten durch und beuge ihn anschließend wieder.
- Bewege dabei nur deinen Unterarm, damit der Trizeps die ganze Arbeit erledigen muss. Die Kraft soll nicht aus der Schulter kommen. Das Ellenbogengelenk bewegt sich daher nicht mit, sondern verharrt immer an derselben Stelle (2).

Wichtig: Trainiere immer beide Seiten hintereinander. Versuche, mit beiden Armen je 20 Wiederholungen zu schaffen.

DEIN ERFOLG

DATUM ....

WDH. ....

TRIZEPSSTRECKEN MIT BEIDEN ARMEN GLEICHZEITIG

2 LEVEL

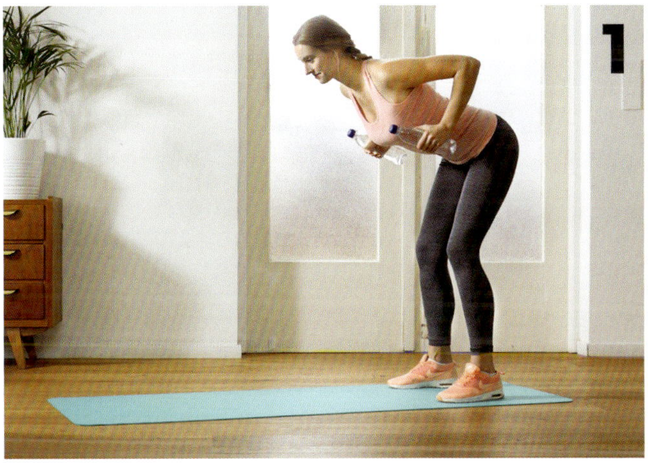

1

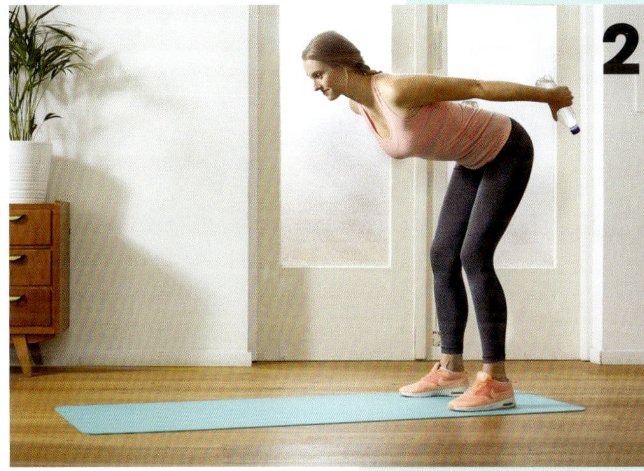

2

AUSGANGSPOSITION

- Stelle dich hin und beuge deine Knie wieder leicht. Die Füße stehen eng zusammen. Beuge deinen Rumpf etwas weiter nach vorn, als in Level 1 beschrieben. Achte auf einen geraden Rücken mit leichtem Hohlkreuz.
- Nun führst du beide Ellenbogen parallel zur Körperachse nach oben.
- Fixiere die Oberarme und spanne deinen Bauch an (1).

AUSFÜHRUNG

- Strecke und beuge die Unterarme gleichzeitig. Das Ellenbogengelenk bewegt sich wieder nicht mit, sondern verharrt immer an derselben Stelle (2).
- Jede Wiederholung zählt.

- primär isolierendes Trizepstraining
- anteilig Schultern (da die Bewegung über dem Kopf stattfindet)
- anteilig Bauch (durch das Anspannen des Rumpfes in der Position für korrekte Technik)

ZUM TRAININGSVIDEO:

DATUM ....

WDH. ....

DEIN ERFOLG

LEVEL 3

TRIZEPSSTRECKEN MIT BANDWIDERSTAND

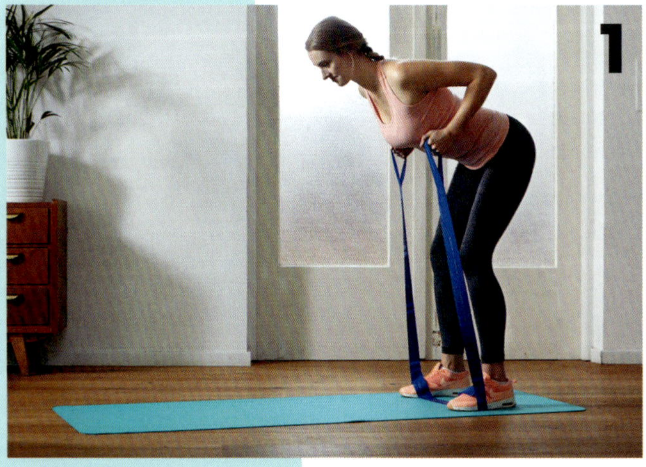

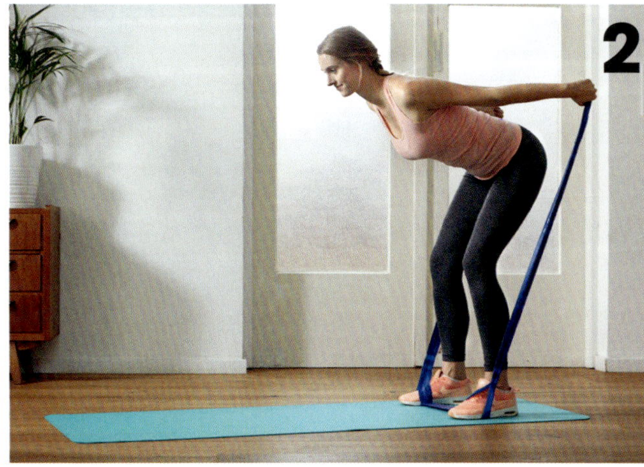

- primär isolierendes Trizepstraining
- anteilig Schultern (da die Bewegung über Kopf stattfindet)
- anteilig Bauch (durch das Anspannen des Rumpfes in der Position für korrekte Technik)

AUSGANGSPOSITION

- Für Level 3 benötigen wir wieder das TheraBand.
- Stelle dich mit den Füßen in die Loops, ungefähr in der Mitte des Bandes.
- Greife mit den Händen in die Loops, jeweils am Ende des Bandes. Je kürzer du das Band nimmst, desto schwieriger ist die Übung.
- Gehe nun wieder leicht in die Knie und beuge den Oberkörper. Achte auf einen geraden Rücken mit leichtem Hohlkreuz.
- Ziehe die Ellenbogen nach oben und fixiere deine Oberarme (1).

AUSFÜHRUNG

- Beuge und strecke nun die Unterarme.
- Wie zuvor bleiben die Ellenbogen dicht am Körper (2).
- Jede Wiederholung zählt.

TIPP: Du hast bei dieser Übung auch die Möglichkeit, über deinen Kniewinkel mehr oder weniger Zug auf das Band zu geben. Je weniger du in der Hocke stehst, desto mehr müssen deine Arme leisten.

ZUM TRAININGSVIDEO:

DEIN ERFOLG

DATUM ....

WDH. ....

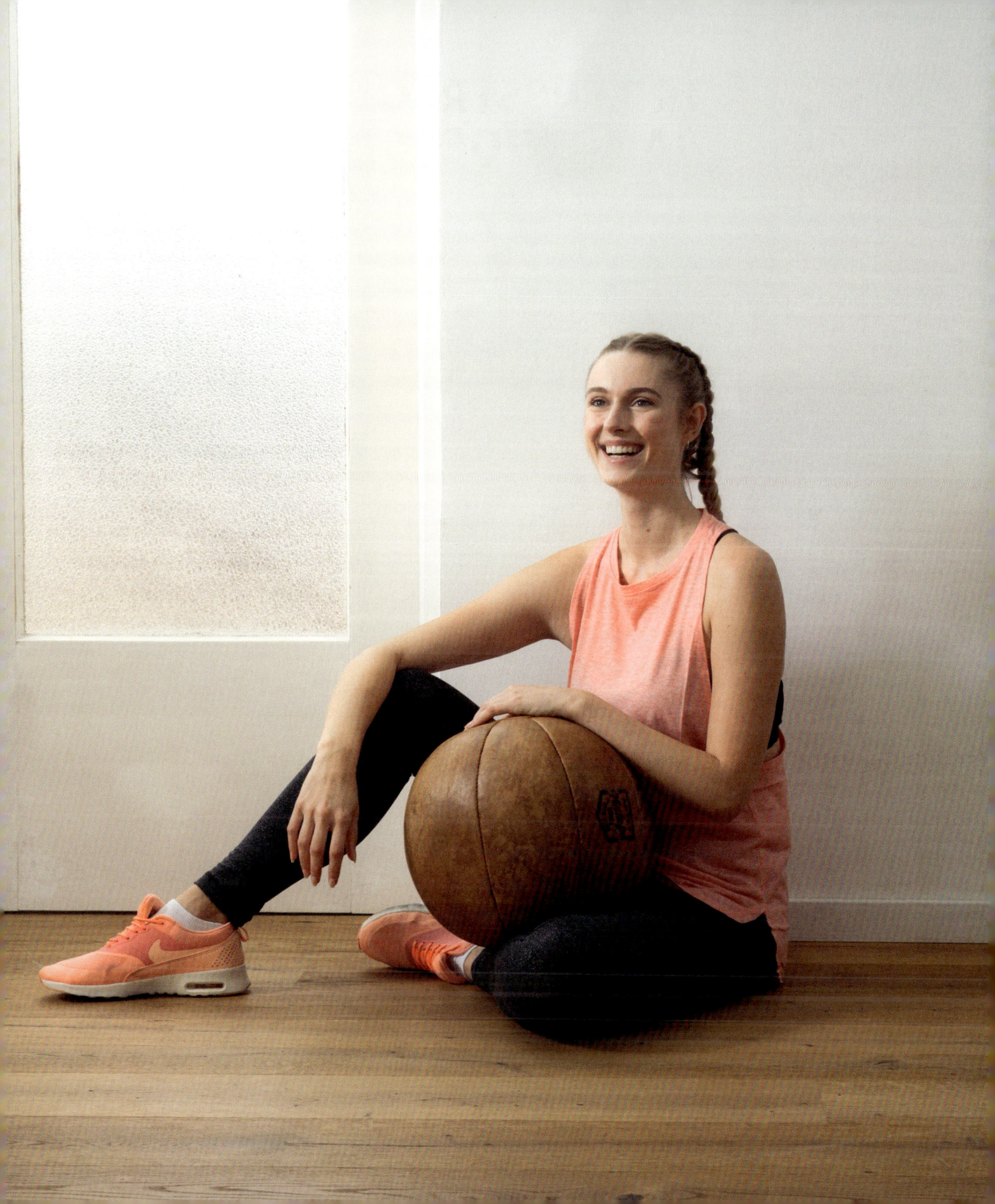

04 BAUCH

Die folgenden Übungen zielen auf die Stärkung deiner Bauchmuskulatur, die mitverantwortlich für eine aufrechte Haltung ist. Dabei trainieren wir nicht nur die vorderen, sondern auch die seitlichen Bauchmuskeln, um Dysbalancen zu verhindern.

EINSEITIGE KNEE GRABS

1 LEVEL

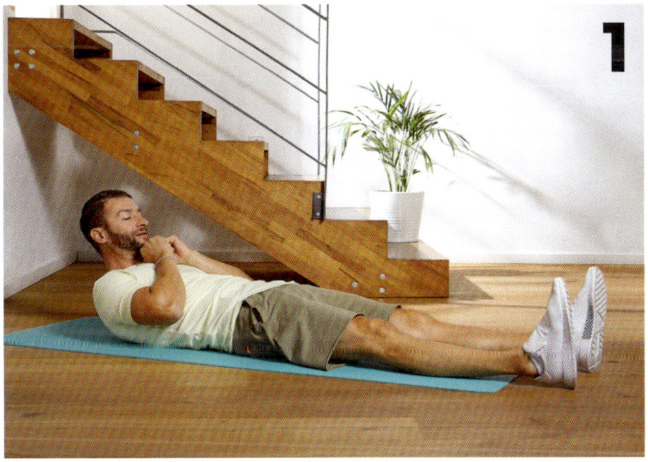

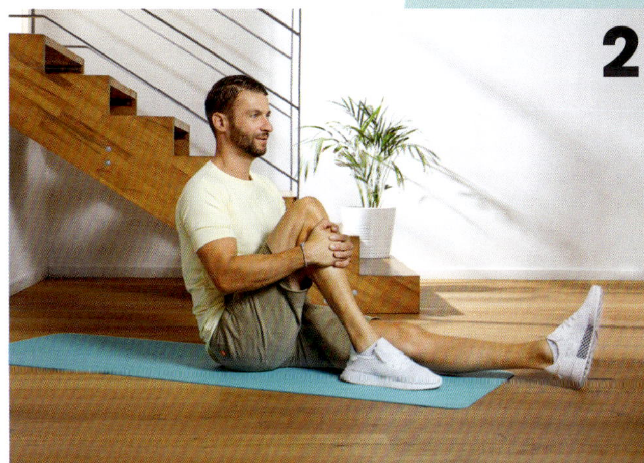

AUSGANGSPOSITION

- Lege dich flach auf den Boden.
- Die Fäuste sind am Kinn, der Blick geht zu den Zehenspitzen. Dadurch lösen sich die Schulterblätter vom Boden, und dein Körper baut eine Grundspannung in den Bauchmuskeln auf, die wir für die Knee Graps benötigen (1).

AUSFÜHRUNG

- Wirf nun die Arme explosionsartig nach vorne, als würdest du jemandem, der vor dir steht, einen Ball zuwerfen.
- Kurz nachdem du die Arme nach vorne geworfen hast, winkelst du das rechte Knie an. Richte nun deinen Oberkörper auf, führe ihn dynamisch zum aufgestellten rechten Knie und gehe in eine sitzende Position.
- Stelle das rechte Bein mit flachem Fuß ab und umgreife mit deinen Händen das Knie im Sitzen (2).
- Gehe anschließend wieder in die Grundposition zurück, ohne die Schulterblätter auf dem Boden abzulegen. Halte also immer den Blick auf deine Zehenspitzen gerichtet. So bleibt die Grundspannung in deiner Bauchmuskulatur während der gesamten Übungsdauer erhalten.
- Wiederhole die Bewegung mit dem anderen Knie.
- Jede Wiederholung zählt.

- Bauch (obere, untere und seitliche Bauchmuskulatur)

ZUM TRAININGSVIDEO:

DATUM ....

WDH. ....

DEIN ERFOLG

LEVEL 2

KNEE GRABS

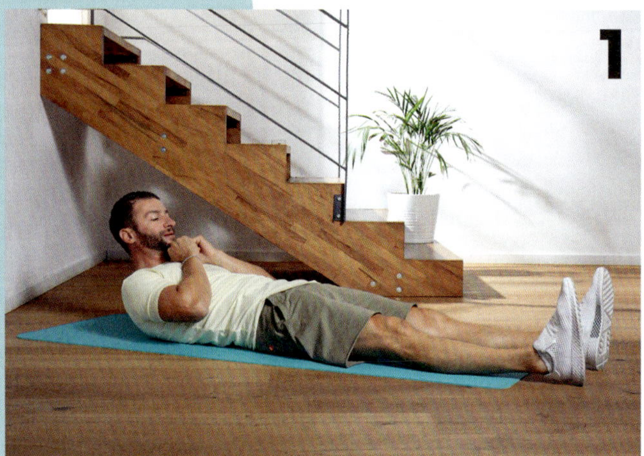

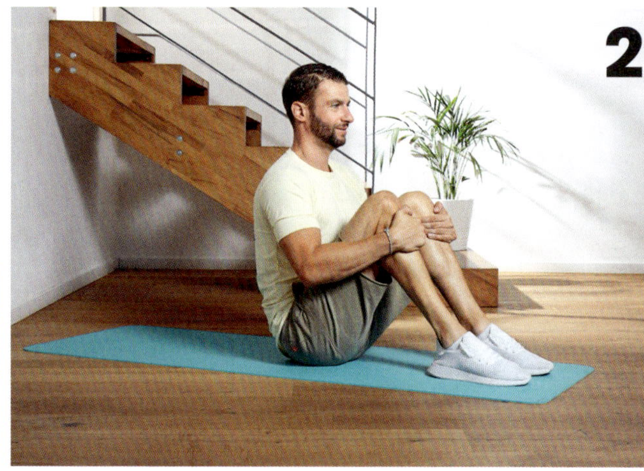

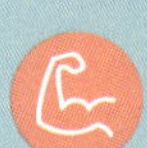

- Bauch (obere, untere und seitliche Bauchmuskulatur)

AUSGANGSPOSITION

- Begib dich in dieselbe Grundposition, wie in Level 1 beschrieben. Lege dich flach auf den Boden.
- Die Fäuste befinden sich am Kinn, die Schulterblätter sind leicht angehoben, der Blick geht zu den Zehenspitzen (1).

AUSFÜHRUNG

- Wirf die Arme wieder explosionsartig nach vorne. Ziehe nun jedoch in der Aufwärtsbewegung beide Knie nach oben, während du deinen Oberkörper aufrichtest. Stelle beide Füße flach ab und umschließe die Knie mit deinen Händen (2).
- Anschließend gehst du wieder in die Ausgangsposition zurück.
- Jede Wiederholung zählt.

ZUM TRAININGSVIDEO:

DEIN ERFOLG

DATUM ....

WDH. ....

KNEE GRABS MIT ZUSATZGEWICHT

3 LEVEL

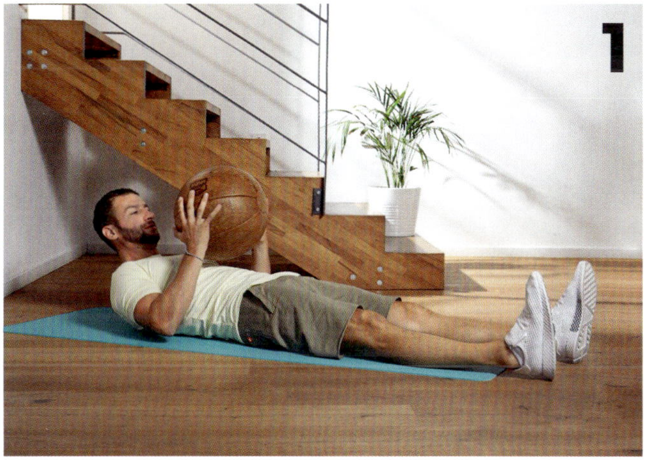

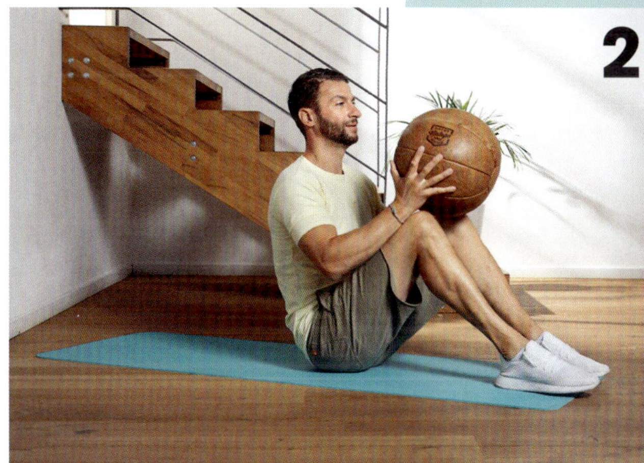

AUSGANGSPOSITION

- In Level 3 arbeiten wir zusätzlich mit einem Gewicht. Das kann ein Alltagsgegenstand oder ein Medizinball sein.
- Gehe wieder in die Grundposition, wie in Level 1 und 2 beschrieben. Halte das Gewicht vor der Brust (nicht auf der Brust ablegen!) (1).

AUSFÜHRUNG

- Führe Oberkörper und Knie zusammen, indem du das Gewicht nach vorne hebst, den Oberkörper aufrichtest und deine Knie in Richtung deiner Brust ziehst (2).
- Halte das Gewicht über den Knien und gehe dann wieder in die Ausgangsposition zurück.
- Jede Wiederholung zählt.

TIPP: Das Zusatzgewicht sollte 3 bis 5 kg betragen.

- Bauch (obere, untere und seitliche Bauchmuskulatur)

Wichtig: Strecke das Gewicht in der Aufwärtsbewegung nicht zu weit nach vorne, da das Gewicht dich sonst mit nach oben zieht. Machst du es doch, steckt in der Übung nicht mehr genügend Progression gegenüber Level 2.

ZUM TRAININGSVIDEO:

DEIN ERFOLG

DATUM

WDH.

LEVEL 1

PLANK TWIST

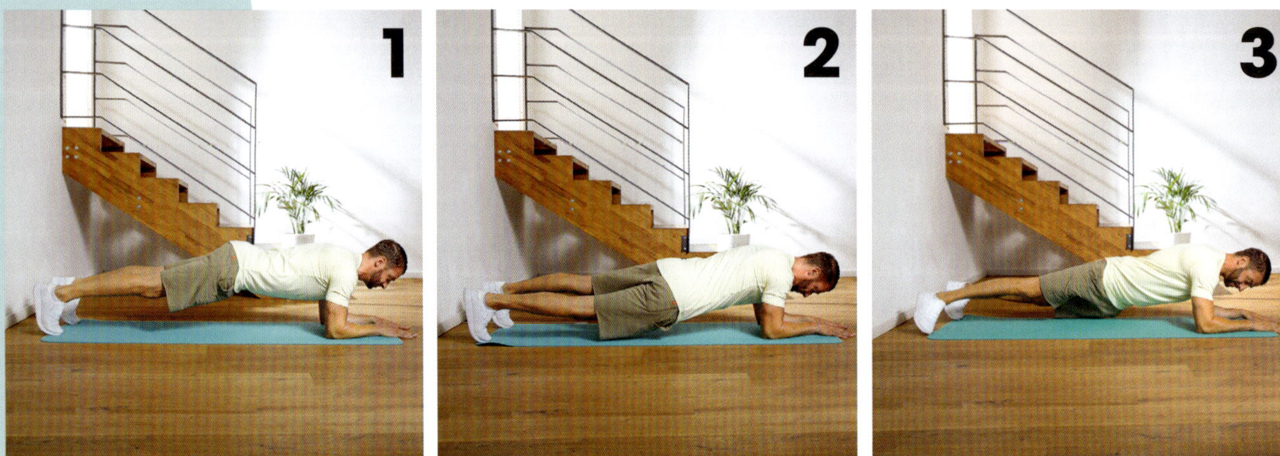

- Bauch (insbesondere seitlicher Obliquen, also äußerer schräger Bauchmuskel, durch Twist zur Seite)
- hüftumliegende Muskulatur
- Schultern

ZUM TRAININGSVIDEO:

AUSGANGSPOSITION

- Gehe in die Plank-Position. Achte darauf, dass deine Ellbogen unter dem Schultergelenk liegen (1).

AUSFÜHRUNG

- Kippe deine Hüfte leicht nach rechts und anschließend nach links. Die Bewegung erfolgt nicht bis zum Boden, sondern maximal bis zur halben Strecke (2).
- Achte darauf, dass sich deine Arme möglichst nicht vom Boden lösen. Die Bewegung erfolgt über die Zehenspitzen, die sich wie Scheibenwischer mit der Hüfte nach links oder rechts drehen. Halte während der gesamten Übung den Rumpf gerade und achte darauf, dass deine Hüfte nicht nach unten durchhängt (3).

DEIN ERFOLG

DATUM ....

WDH. ....

PLANK TWIST MIT BODENKONTAKT

2 LEVEL

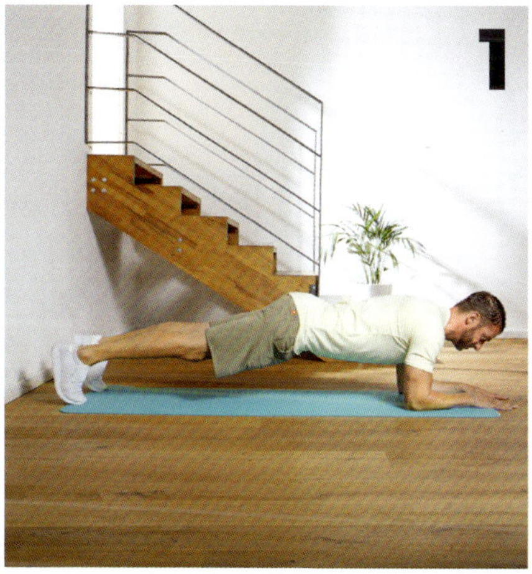

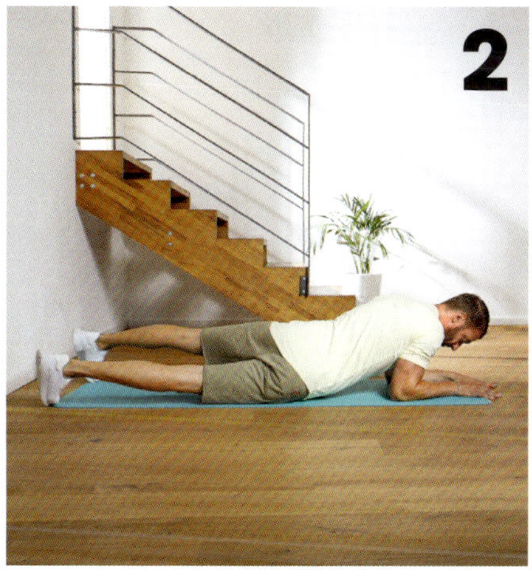

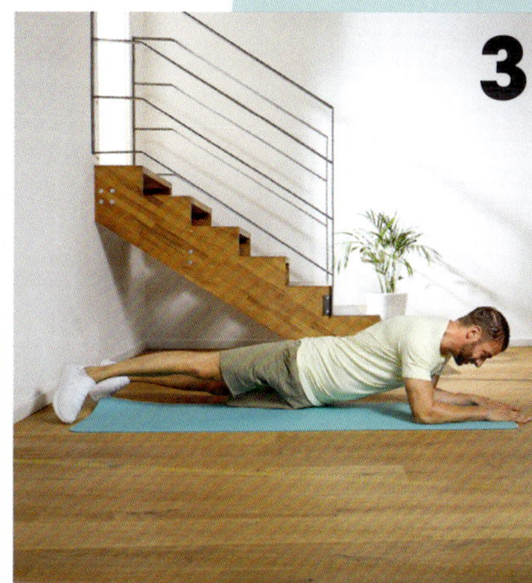

AUSGANGSPOSITION

- Gehe wie zuvor in Level 1 in die Plank-Position (1).

AUSFÜHRUNG

- Das Bewegungsmuster entspricht dem in Level 1. Allerdings erfolgt die Bewegung nun bis zum Boden. Gerne darf der Boden auch kurz berührt werden, ohne dass du die Hüfte ablegst (2). Durch die größere Bewegungsamplitude wird die Übung viel herausfordernder (3).
- Jede Bewegung zur Seite zählt als eine Wiederholung.

- Bauch (insbesondere seitlicher Obliquen, also äußerer schräger Bauchmuskel, durch Twist zur Seite)
- hüftumliegende Muskulatur
- Schultern

ZUM TRAININGSVIDEO:

DATUM ....

WDH. ....

DEIN ERFOLG

LEVEL 3

PLANK TWIST MIT BODEN-KONTAKT & WIPPEN

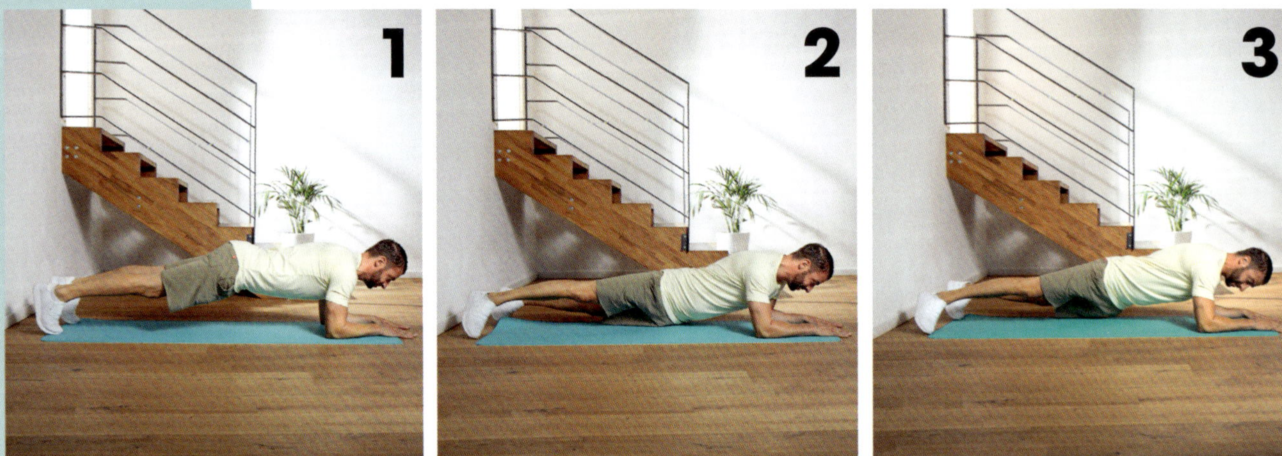

- Bauch (insbesondere seitlicher Obliquen, also äußerer schräger Bauchmuskel, durch Twist zur Seite)
- hüftumliegende Muskulatur
- Schultern

ZUM TRAININGSVIDEO:

AUSGANGSPOSITION

- Ausgangsposition und Bewegungsmuster sind anlog zu den Leveln 1 und 2. Der Bewegung der Hüfte nach links und rechts fügen wir jedoch noch zwei Wippbewegungen hinzu (1).

AUSFÜHRUNG

- Drehe die Hüfte auf die Seite bis zum Boden. Hebe sie nach einem kurzen Bodenkontakt wieder an (circa ein Drittel des Wegs) und senke sie wieder (2).
- Hebe die Hüfte nochmals an und senke sie wieder ab. Erst dann geht es auf die andere Seite, wo du nach dem Absenken ebenfalls wieder zwei Wippen in die Gesamtbewegung einbaust (3).
- Jede Bewegung zur Seite inklusive der zwei Wippen zählt als eine Wiederholung.

DEIN ERFOLG

DATUM ....

WDH. ....

DIAGONAL CRUNCH ÜBER KNIEHÖHE

1 LEVEL

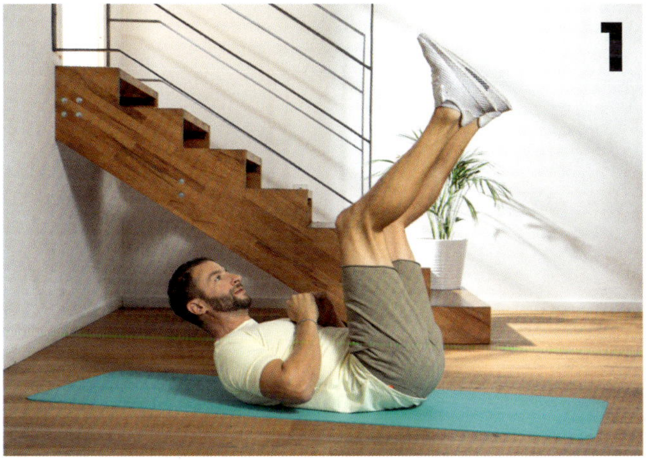
1

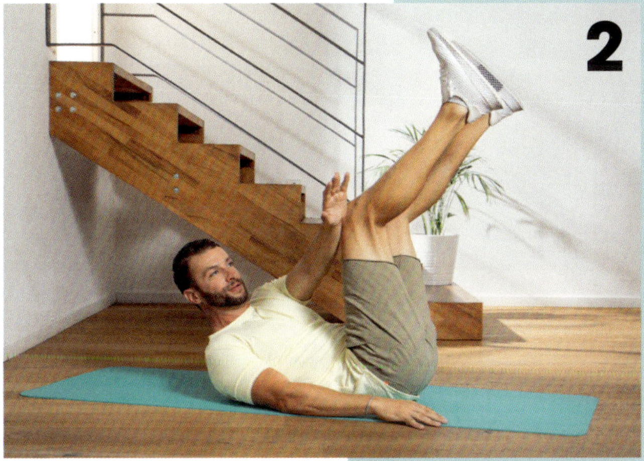
2

AUSGANGSPOSITION

- Lege dich in der Grundposition auf den Boden und hebe die Oberschenkel im 90-Grad-Winkel zum Rumpf an. Die Unterschenkel sind leicht abgewinkelt (1).
- Lege deine Hände seitlich auf den Boden.

AUSFÜHRUNG

- Nun kreuzt dein linker Arm den Körper und schiebt am rechten Knie vorbei. Die linke Schulter dreht dabei auf. Der Rest deines Körpers bleibt stabil (2).
- Trainiere beide Seiten. Das Ziel sind 20 Wiederholungen auf jeder Seite.

- Bauch (insbesondere Obliquen, also äußerer schräger Bauchmuskel, seitlicher Bauch)

ZUM TRAININGSVIDEO:

DEIN ERFOLG

DATUM ....

WDH. ....

LEVEL 2

DIAGONAL CRUNCH ÜBER SCHIENBEINHÖHE

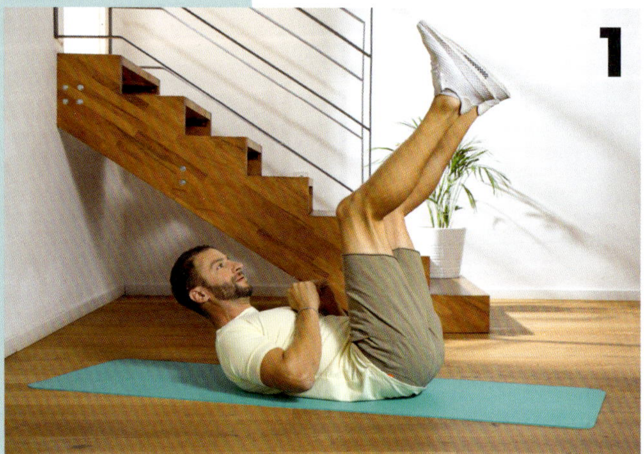

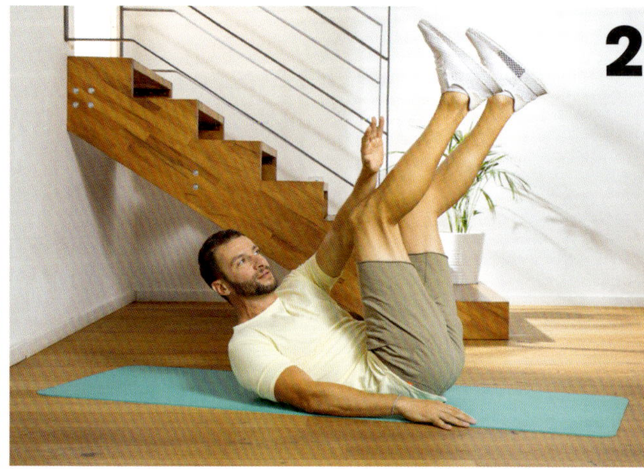

- Bauch (insbesondere Obliquen, also äußerer schräger Bauchmuskel, seitlicher Bauch)

AUSGANGSPOSITION

- Gehe in dieselbe Grundposition wie in Level 2.
- Lege dich auf den Boden und stelle die Oberschenkel im 90-Grad-Winkel zum Rumpf auf. Die Unterschenkel sind leicht abgewinkelt (1). Die Hände liegen seitlich auf dem Boden.

AUSFÜHRUNG

- Führe, wie in Level 1 beschrieben, deinen rechten Arm Richtung Bein. Jedoch schiebst du deinen Arm nun auf Schienbeinhöhe am linken Bein vorbei. Dadurch musst du die Schulter mehr öffnen und höher anheben, was die Übung deutlich anstrengender macht (2).
- Trainiere anschließend die andere Seite. Das Ziel sind 20 Wiederholungen auf jeder Seite.

ZUM TRAININGSVIDEO:

DEIN ERFOLG

DATUM ....

WDH. ....

DIAGONAL CRUNCH ÜBER FUSSHÖHE

LEVEL 3

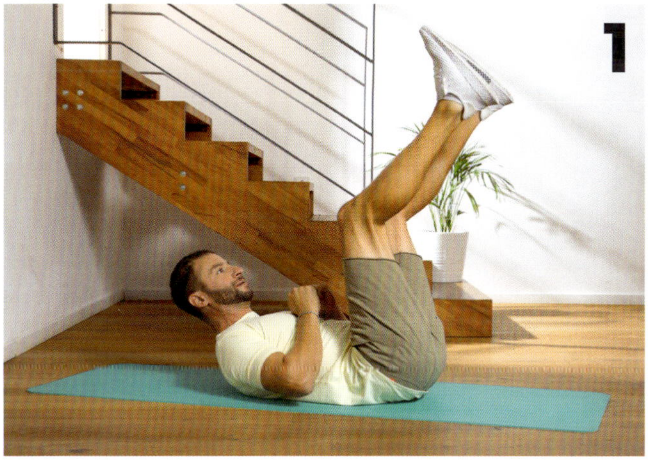

1

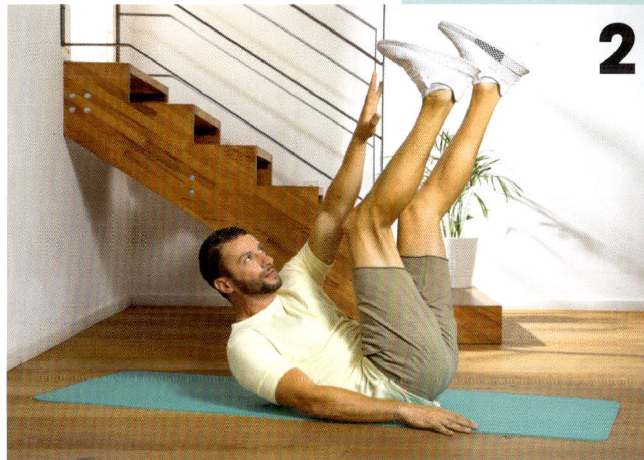

2

AUSGANGSPOSITION

- Gehe in dieselbe Grundposition, wie zuvor in Level 1 und 2 beschrieben.
- Lege dich auf den Boden und stelle die Oberschenkel im 90-Grad-Winkel zum Rumpf auf. Die Unterschenkel sind leicht abgewinkelt (1). Die Hände liegen wieder seitlich auf dem Boden.

AUSFÜHRUNG

- Hebe deinen Arm in Richtung Beine. Die Bewegungsrichtung deines Arms erfolgt diesmal in Richtung der Zehenspitzen des auf der anderen Seite liegenden Fußes. Dadurch erhöht sich die Bewegungsamplitude der Schulter noch einmal.
- Versuche, deine Zehenspitzen zu berühren, um deine Bauchmuskulatur größtmöglich zu fordern (2).
- Trainiere anschließend die andere Seite. Das Ziel sind 20 Wiederholungen auf jeder Seite.

- Bauch (insbesondere Obliquen, also äußerer schräger Bauchmuskel, seitlicher Bauch)

ZUM TRAININGSVIDEO:

DEIN ERFOLG

DATUM ....

WDH. ....

LEVEL 3

WAAGE TWIST MIT ZUSATZ-GEWICHT & BODENKONTAKT

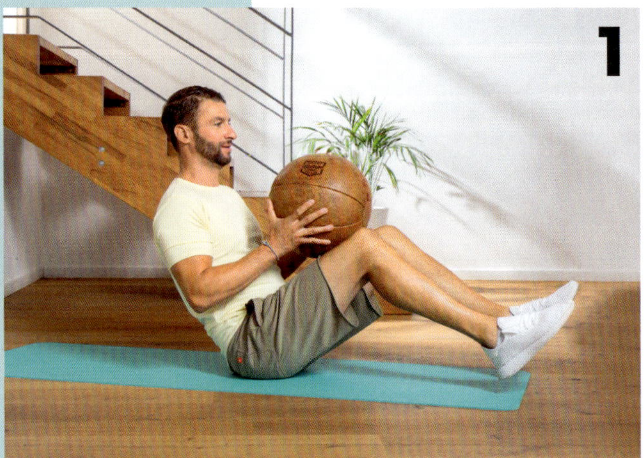
1

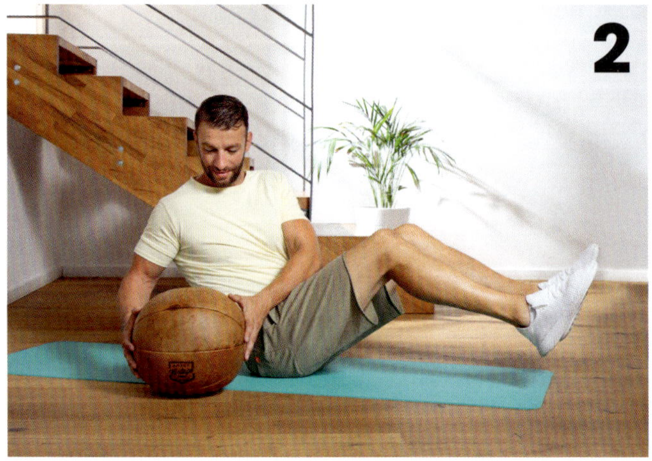
2

- Bauch (insbesondere Obliquen, also äußerer schräger Bauchmuskel, seitlicher Bauch)

AUSGANGSPOSITION

- Gehe wieder in die Grundposition wie in Level 1. Zusätzlich arbeiten wir mit einem Gewicht (z. B. einer Wasserflasche, einer Hantel oder einem Medizinball). Das Zusatzgewicht sollte 3 bis 5 kg betragen.
- Setze dich hin, stelle die Füße auf und halte dein Gewicht in den Händen (1).

AUSFÜHRUNG

- Drehe dich so weit zur Seite, dass du das Gewicht kurz auf den Boden dippen kannst. Achte auf einen möglichst kurzen Bodenkontakt. Lege das Gewicht nicht ab (2).
- Anschließend drehst du Schulter und Oberkörper auf die andere Seite.
- Jede Wiederholung zählt.

ZUM TRAININGSVIDEO:

DEIN ERFOLG

DATUM ....

WDH. ....

DIAGONAL CRUNCH ÜBER FUSSHÖHE

3 LEVEL

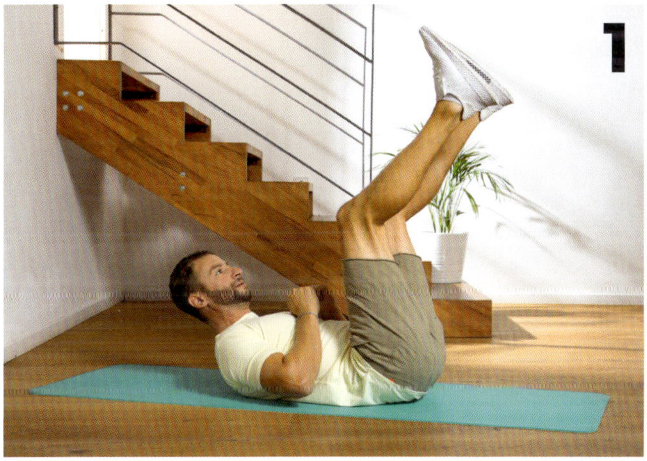

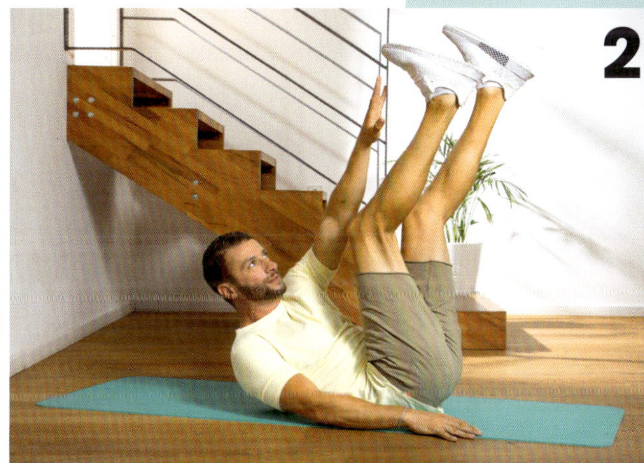

AUSGANGSPOSITION

- Gehe in dieselbe Grundposition, wie zuvor in Level 1 und 2 beschrieben.
- Lege dich auf den Boden und stelle die Oberschenkel im 90-Grad-Winkel zum Rumpf auf. Die Unterschenkel sind leicht abgewinkelt (1). Die Hände liegen wieder seitlich auf dem Boden.

AUSFÜHRUNG

- Hebe deinen Arm in Richtung Beine. Die Bewegungsrichtung deines Arms erfolgt diesmal in Richtung der Zehenspitzen des auf der anderen Seite liegenden Fußes. Dadurch erhöht sich die Bewegungsamplitude der Schulter noch einmal.
- Versuche, deine Zehenspitzen zu berühren, um deine Bauchmuskulatur größtmöglich zu fordern (2).
- Trainiere anschließend die andere Seite. Das Ziel sind 20 Wiederholungen auf jeder Seite.

- Bauch (insbesondere Obliquen, also äußerer schräger Bauchmuskel, seitlicher Bauch)

ZUM TRAININGSVIDEO:

DATUM ....

WDH. ....

DEIN ERFOLG

LEVEL 1

WAAGE TWIST

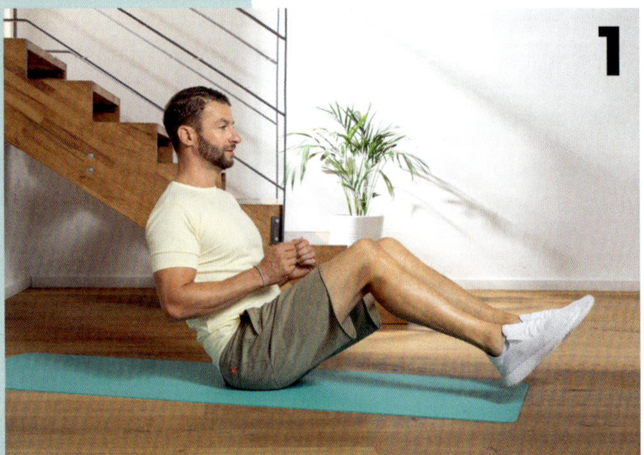

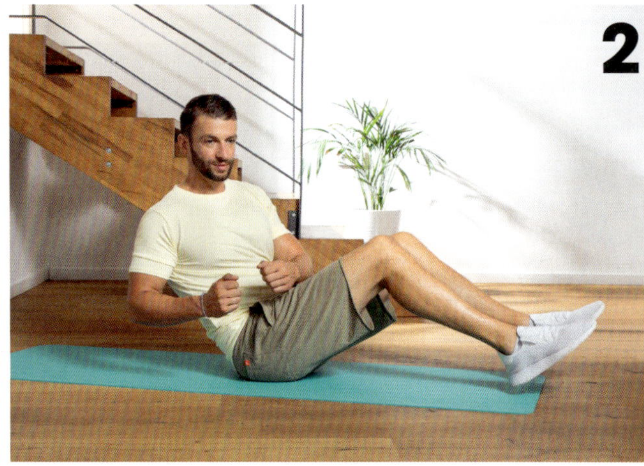

- Bauch (insbesondere Obliquen, also äußerer schräger Bauchmuskel, seitlicher Bauch)

AUSGANGSPOSITION

- Setze dich auf den Boden. Winkle die Beine an, ohne deine Füße abzustellen. Halte die Hände vor der Brust (1).

AUSFÜHRUNG

- Drehe die Schulterachse in einer kurzen Bewegung nach links und anschließend nach rechts. Achte darauf, dass du während der gesamten Übung gerade sitzt und den Rücken nicht einrollst (2).
- Jede Wiederholung zählt.

ZUM TRAININGSVIDEO:

DEIN ERFOLG

DATUM ....

WDH. ....

WAAGE TWIST MIT ZUSATZGEWICHT

LEVEL 2

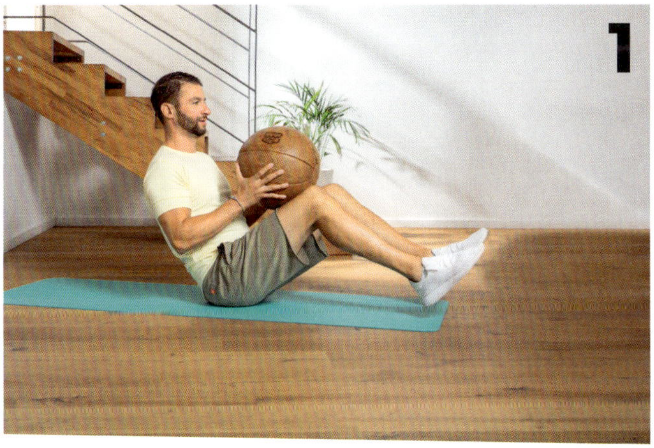

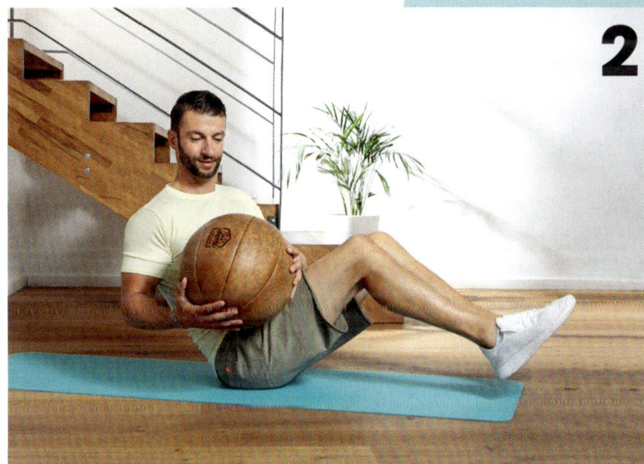

AUSGANGSPOSITION

- Grundposition und Bewegungsmuster sind identisch wie in Level 1. Zusätzlich arbeitest du mit einem Gewicht (z. B. einer Wasserflasche, einer Hantel oder einem Medizinball). Das Zusatzgewicht sollte 3 bis 5 kg betragen.
- Setze dich auf den Boden. Winkle die Beine an, ohne deine Füße abzustellen. Halte die Hände mit dem Gewicht vor der Brust (1).

AUSFÜHRUNG

- Halte das Gewicht in deinen Händen und drehe die Schulterachse im Sitzen wieder auf die linke und auf die rechte Seite (2).
- Jede Wiederholung zählt.

- Bauch (insbesondere Obliquen, also äußerer schräger Bauchmuskel, seitlicher Bauch)

ZUM TRAININGSVIDEO:

DEIN ERFOLG

DATUM ....

WDH. ....

LEVEL 3

WAAGE TWIST MIT ZUSATZGEWICHT & BODENKONTAKT

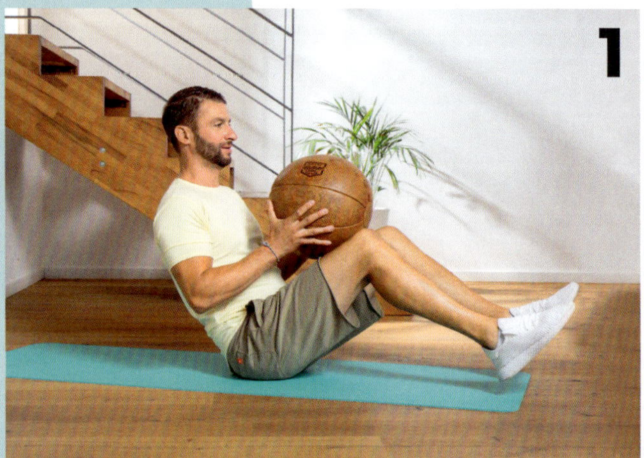

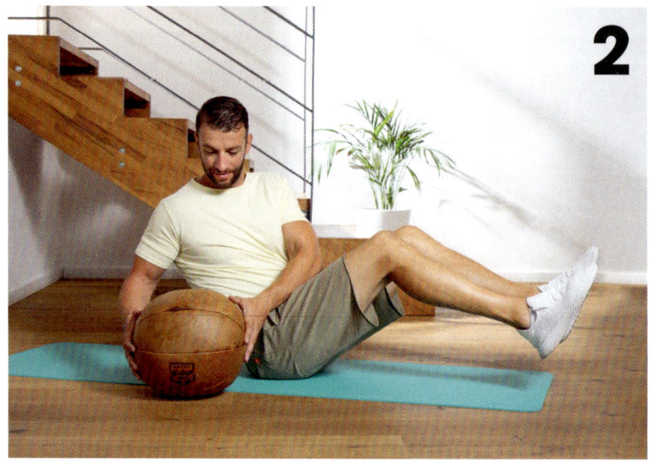

- Bauch (insbesondere Obliquen, also äußerer schräger Bauchmuskel, seitlicher Bauch)

AUSGANGSPOSITION

- Gehe wieder in die Grundposition wie in Level 1. Zusätzlich arbeiten wir mit einem Gewicht (z. B. einer Wasserflasche, einer Hantel oder einem Medizinball). Das Zusatzgewicht sollte 3 bis 5 kg betragen.
- Setze dich hin, stelle die Füße auf und halte dein Gewicht in den Händen (1).

AUSFÜHRUNG

- Drehe dich so weit zur Seite, dass du das Gewicht kurz auf den Boden dippen kannst. Achte auf einen möglichst kurzen Bodenkontakt. Lege das Gewicht nicht ab (2).
- Anschließend drehst du Schulter und Oberkörper auf die andere Seite.
- Jede Wiederholung zählt.

ZUM TRAININGSVIDEO:

DEIN ERFOLG

DATUM ....

WDH. ....

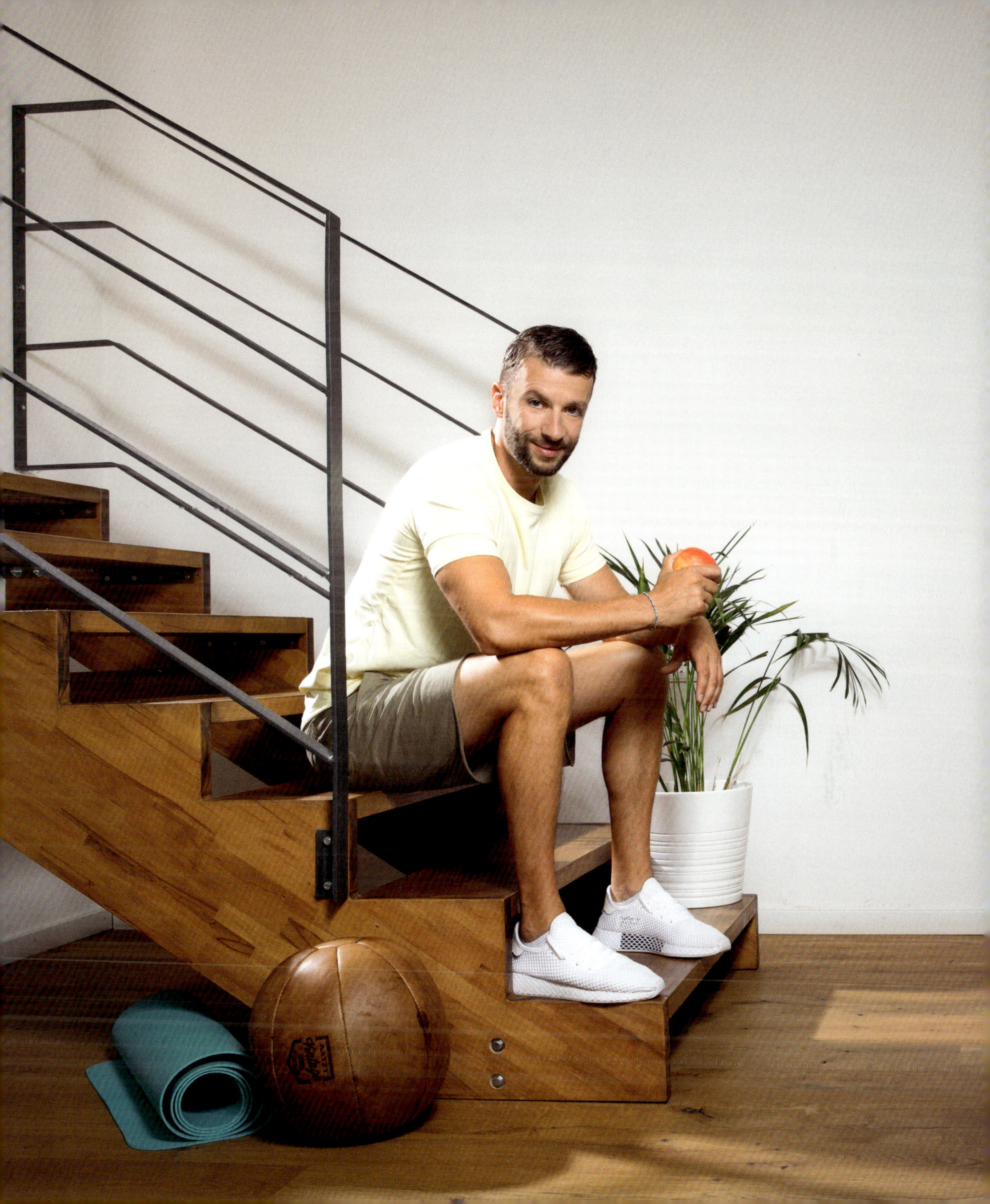

05 PO

Wir brauchen die Muskeln im Po zum Laufen oder um mit geradem Rücken in die Hocke zu gehen – wie bei der Kniebeuge. Die Gesäßmuskulatur hält das Becken sowie unsere Oberschenkel in Position. Und sie verhindert, dass unser Oberkörper nach vorn kippt. Vernachlässigte Gesäßmuskeln können daher auch zu Problemen mit der Haltung und Schmerzen im Rücken führen. Mit den folgenden Übungen aktivieren und kräftigen wir den Po, der für unseren gesamten Bewegungsapparat so wichtig ist.

PINKELNDER HUND

1 LEVEL

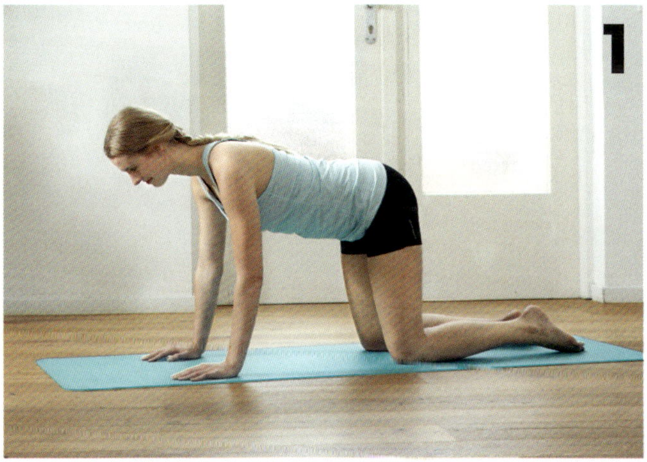

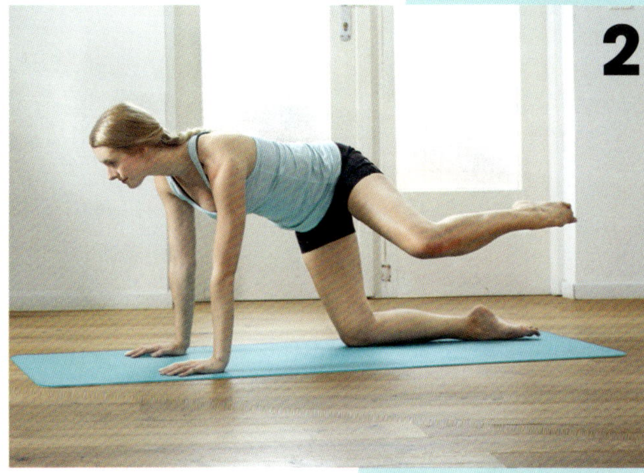

AUSGANGSPOSITION

- Begib dich in den Vierfüßlerstand.
- Achte darauf, dass deine Hände unter dem Schultergelenk und deine Knie nah beieinanderstehen (1).

Wichtig: Drehe in der Bewegung weder Schulter noch Hüfte auf, um den Oberschenkel höher zu stellen. Die natürliche Beweglichkeit deiner Hüfte bestimmt, wie weit du den Oberschenkel nach außen heben kannst.

AUSFÜHRUNG

- Führe den Oberschenkel so weit wie möglich nach außen. Der Unterschenkel bleibt dabei angewinkelt. Gehe mit dem Oberschenkel wieder nach unten, ohne das Knie auf dem Boden abzusetzen, und hebe den Oberschenkel anschließend wieder an (2).
- Trainiere bei dieser Übung immer beide Seiten nacheinander.
- Versuche, auf jeder Seite so viele Wiederholungen wie möglich zu schaffen.

- Po
- äußerer Gesäßmuskel
- Oberschenkelaußenseite
- anteilig Bauch (um die Hüfte und die Schultern parallel zum Boden zu halten)

ZUM TRAININGSVIDEO:

DATUM

WDH.

DEIN ERFOLG

LEVEL 2

PINKELNDER HUND MIT SIDE-KICK

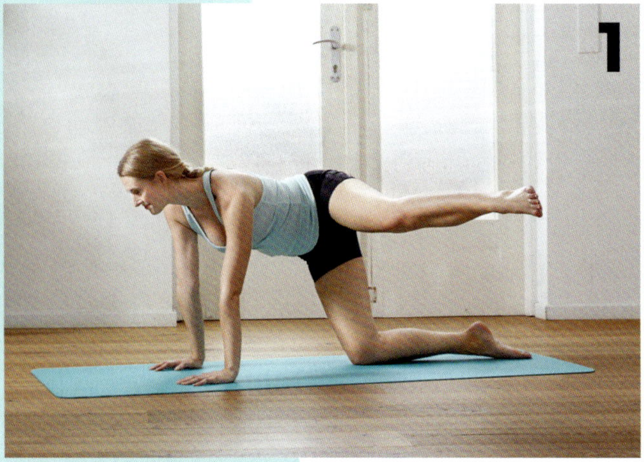

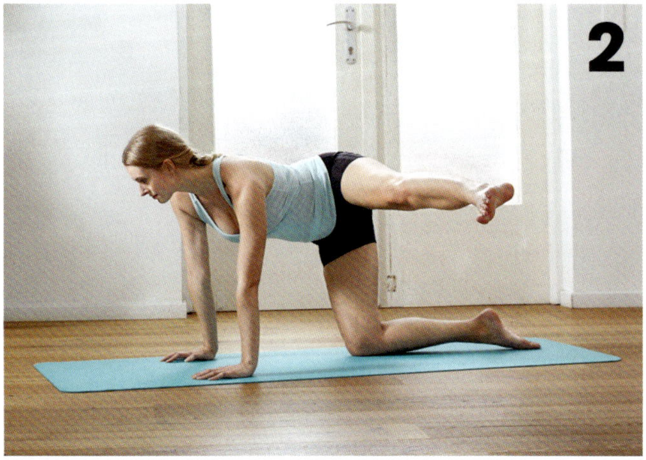

- Po
- äußerer Gesäßmuskel
- Oberschenkelaußenseite
- anteilig Bauch (um die Hüfte und die Schultern parallel zum Boden zu halten)

AUSGANGSPOSITION

- Beginne wie in Level 1 im Vierfüßlerstand.

AUSFÜHRUNG

- Die Ausführung der Übung erfolgt wie in Level 1, jedoch mit einem Unterschied: Sobald du deinen Oberschenkel an die höchstmögliche Stelle geführt hast, kickst du mit dem Unterschenkel nach außen und führst ihn dann wieder zurück (2).
- Anschließend führst du das Bein wieder zurück, ohne es auf dem Boden abzusetzen (3).
- Trainiere auch hier immer beide Seiten nacheinander.
- Versuche, auf jeder Seite so viele Wiederholungen wie möglich zu schaffen.

ZUM TRAININGSVIDEO:

DEIN ERFOLG

DATUM ....

WDH. ....

PINKELNDER HUND MIT BANDWIDERSTAND

3 LEVEL

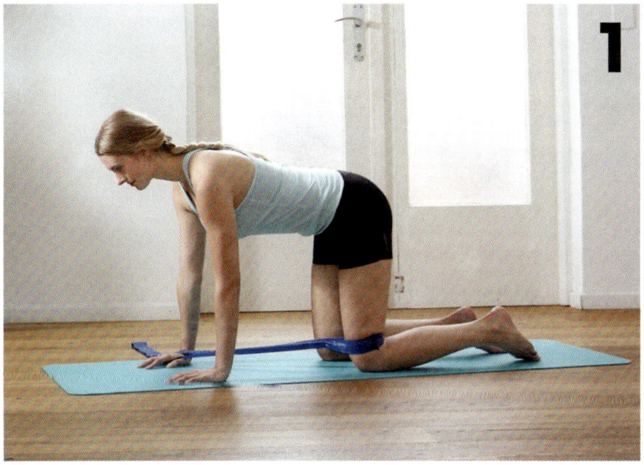

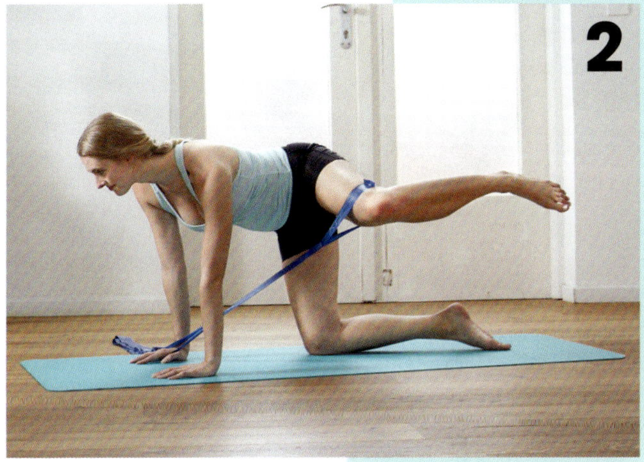

AUSGANGSPOSITION

- Für Level 3 benötigen wir wieder unser TheraBand.
- Mit dem linken Bein steigst du dazu in den äußersten Loop und fixierst mit der rechten Hand, ebenfalls in einen Loop gesteckt, das Band diagonal (1).

AUSFÜHRUNG

- Hebe nun den Oberschenkel so weit wie möglich nach außen. Der Unterschenkel bleibt dabei angewinkelt.
- Gehe mit dem Oberschenkel wieder nach unten und hebe ihn anschließend – ohne zuvor das Knie auf dem Boden abzusetzen – wieder an (2).
- Trainiere beide Seiten nacheinander.
- Versuche, auf jeder Seite so viele Wiederholungen wie möglich zu schaffen.

TIPP: Du kannst die Schwierigkeit der Übung weiter steigern, wenn du das Band kürzer nimmst.

- Po
- äußerer Gesäßmuskel
- Oberschenkelaußenseite
- anteilig Bauch (um die Hüfte und die Schultern parallel zum Boden zu halten)

ZUM TRAININGSVIDEO:

DEIN ERFOLG

DATUM ....

WDH. ....

LEVEL 1

BRÜCKE MIT BEINHEBEN

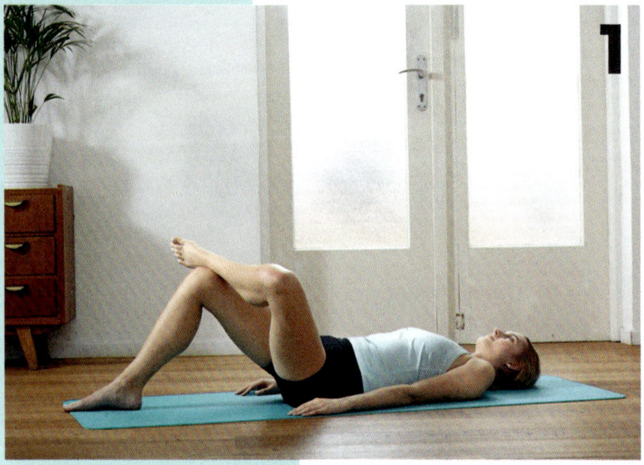

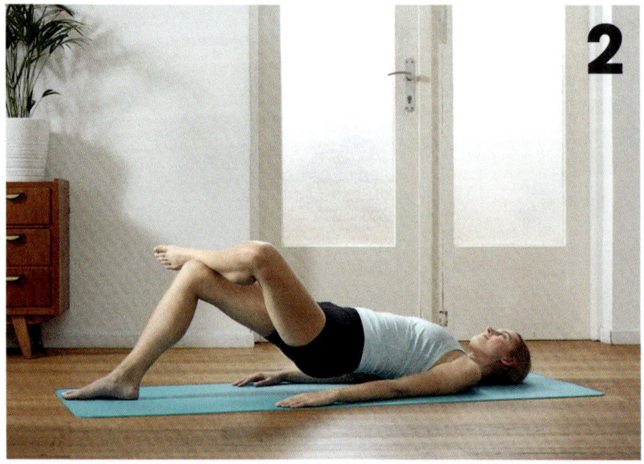

- Po
- unterer Rücken
- hüftumliegende Muskulatur
- Bauch

Wichtig: Stelle den Fuß nicht zu nah an dein Gesäß. Achte auf einen 90-Grad-Winkel.

ZUM TRAININGSVIDEO:

AUSGANGSPOSITION

- Lege dich auf den Rücken und stelle dein rechtes Bein im 90-Grad-Winkel an.
- Lege den Fuß deines linken Beins mit der Außenseite auf das rechte Knie, das Knie des linken Beins rotiert dabei nach außen.
- Die Arme liegen flach auf dem Boden, die Fingerspitzen zeigen in Richtung deines Fußes (1).

TIPP: Du kannst bei dieser Übung den Kopf auf dem Boden ablegen oder aber leicht anheben, je nachdem, welche Position für dich angenehmer ist.

AUSFÜHRUNG

- Hebe deine Hüfte maximal an (2). Drücke das Becken also nicht ganz nach oben durch.
- Senke das Becken anschließend wieder ab. Versuche dabei, den Bodenkontakt so gering wie möglich zu halten oder sogar ganz auf ihn zu verzichten.
- Trainiere anschließend die andere Seite.
- Versuche, auf jeder Seite 20 Wiederholungen zu schaffen.

DEIN ERFOLG

DATUM ....

WDH. ....

HOHE BRÜCKE MIT BEINHEBEN

2 LEVEL

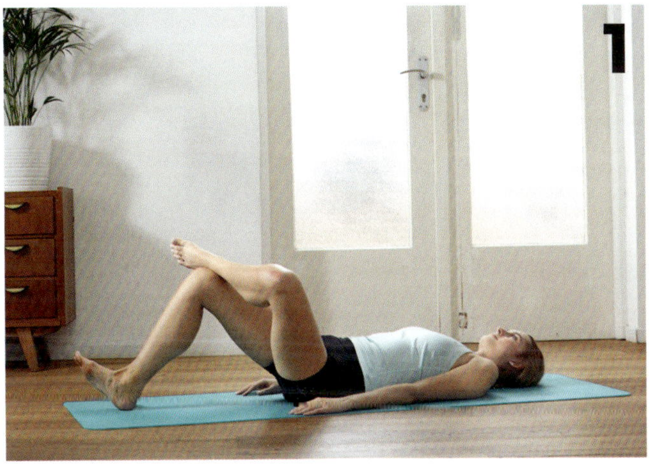

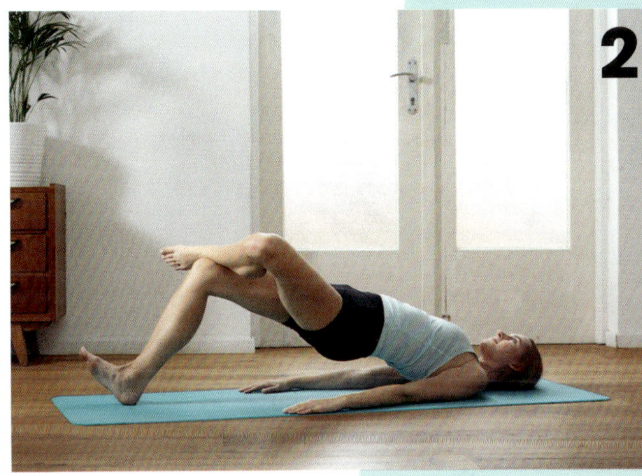

AUSGANGSPOSITION

- Gleiche Ausgangsposition wie in Level 1, mit dem Unterschied, dass der Fuß nun nicht mehr flach auf dem Boden aufgesetzt wird, sondern mit der Hacke.
- Außerdem heben wir das Becken nicht mehr nur drei Viertel des Weges, sondern den gesamten Weg (1).

AUSFÜHRUNG

- Stelle deine Hüfte den gesamtmöglichen Weg auf (2).
- Trainiere anschließend die andere Seite.
- Versuche, auf jeder Seite 20 Wiederholungen zu schaffen.

- Po
- unterer Rücken
- hüftumliegende Muskulatur

ZUM TRAININGSVIDEO:

DATUM ....

WDH. ....

DEIN ERFOLG

LEVEL 3

BRÜCKE MIT BEINHEBEN & MIT BANDWIDERSTAND

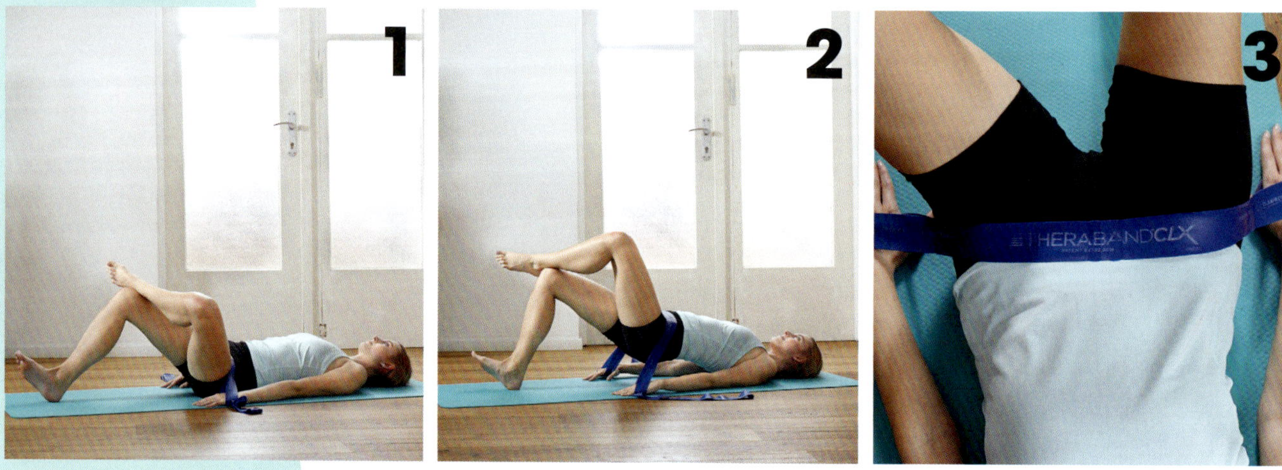

- Po
- unterer Rücken
- hüftumliegende Muskulatur

AUSGANGSPOSITION

- Für Level 3 kommt wieder unser TheraBand zum Einsatz.
- Die Grundposition ist anlog zu Level 2 mit aufgestelltem Fuß auf der Hacke.
- Stecke beide Hände in passende Loops und lege das Band über den Bauch (1).

AUSFÜHRUNG

- Stelle wie zuvor die Hüfte auf. Beim Aufstellen der Hüfte (2) arbeiten wir nun auf dem gesamten Weg zusätzlich gegen den Bandwiderstand an (3).
- Trainiere anschließend die andere Seite.
- Versuche, auf jeder Seite so viele Wiederholungen wie möglich zu schaffen.

ZUM TRAININGSVIDEO:

DEIN ERFOLG

DATUM ....

WDH. ....

STÜTZ MIT BEINHEBEN IM WECHSEL

1 LEVEL

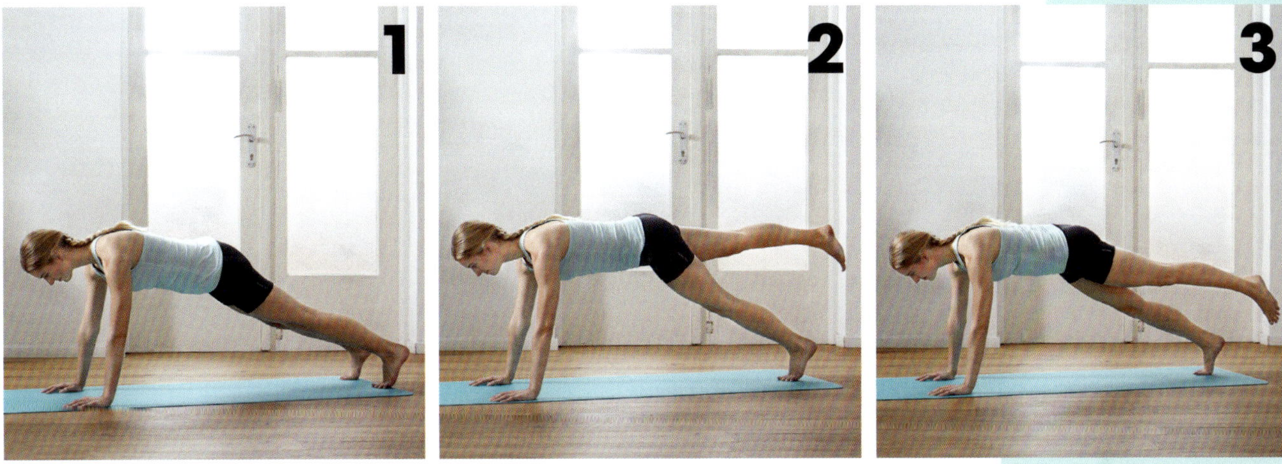

AUSGANGSPOSITION

- Gehe in die Liegestütz-Grundposition (1).

AUSFÜHRUNG

- Hebe abwechselnd jeweils ein Bein so hoch wie möglich an. Versuche, dabei möglichst aus der Hüfte zu arbeiten (2).
- Mit der Bewegung der Beine nach oben wird sich auch dein Gesäß etwas anheben. Das ist in Ordnung. Wichtig ist, dass deine Hüfte nicht nach unten abkippt (3).
- Jedes Beinheben zählt als eine Wiederholung.

- Schultern
- Bauch
- Po
- Oberschenkelrückseite

ZUM TRAININGSVIDEO:

DEIN ERFOLG

DATUM ....

WDH. ....

LEVEL 2

STÜTZ MIT EINSEITIGEM BEINHEBEN

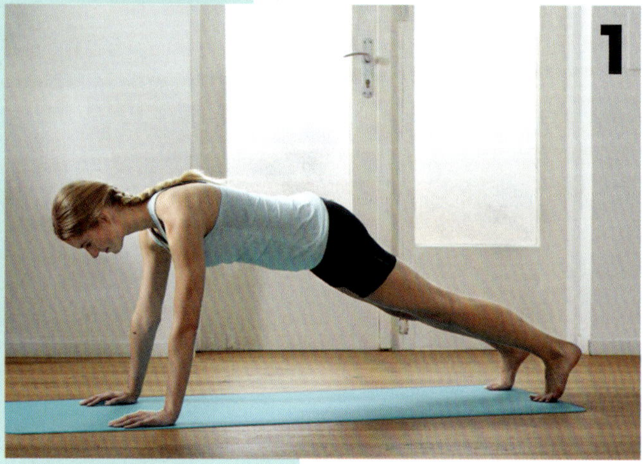

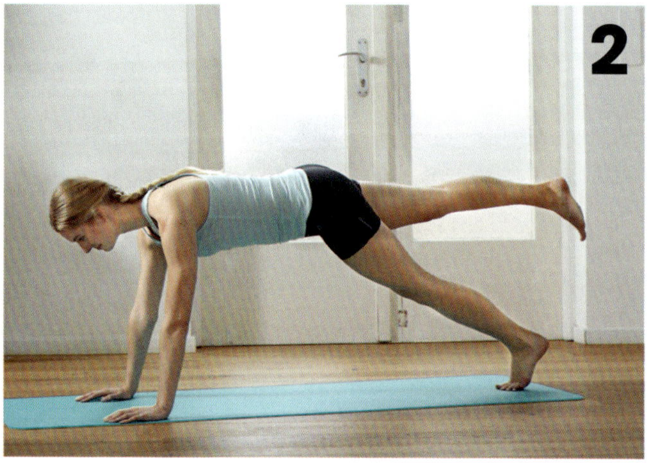

- Schultern
- Bauch
- Po
- Oberschenkel-rückseite

AUSGANGSPOSITION

- Gehe wieder in die Liegestütz-Grundposition (1).

AUSFÜHRUNG

- Hebe nun wieder ein Bein so hoch wie möglich an (2).
- Die komplette Wiederholungszahl erfolgt nun jedoch zuerst auf einer Seite am Stück. Anschließend ist die andere Seite dran.
- Versuche, auf jeder Seite so viele Wiederholungen wie möglich zu schaffen.

ZUM TRAININGSVIDEO:

DEIN ERFOLG

DATUM ....

WDH. ....

STÜTZ MIT BEINHEBEN & WIPPEN

3 LEVEL

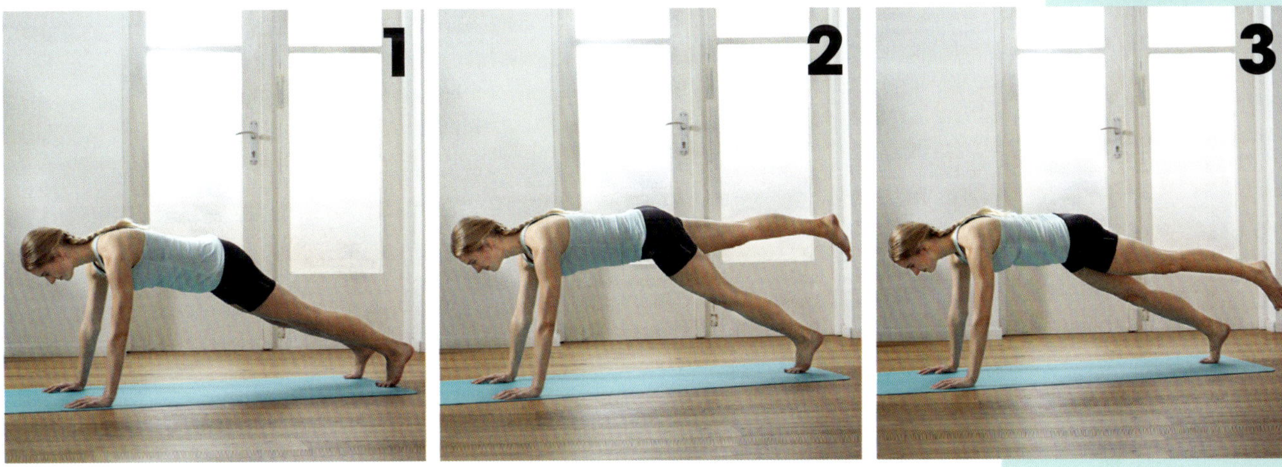

AUSGANGSPOSITION

- Auch hier starten wir in der Liegestütz-Grundposition (1).

AUSFÜHRUNG

- Hebe nun wieder die Beine so hoch wie möglich. Die Wiederholung erfolgt wie in Level 2 zunächst nur auf einer Seite (2).
- Sobald du dein Bein angehoben hast, erfolgen jedoch noch zwei kurze Wippbewegungen, bevor du den Fuß wieder absetzt. Bei den Wippen solltest du den Fuß etwa ein Drittel der Strecke nach unten absenken und anschließend wieder nach oben heben (3).
- Die gesamte Bewegung inklusive der zwei Wippen zählt als eine Wiederholung.
- Vergiss nicht, beide Seiten zu trainieren, und versuche, auf jeder Seite so viele Wiederholungen wie möglich zu schaffen.

- Schultern
- Bauch
- Po
- Oberschenkelrückseite

ZUM TRAININGSVIDEO:

DEIN ERFOLG

DATUM ....

WDH. ....

LEVEL ALLE

HALBE SQUATS JUMPS

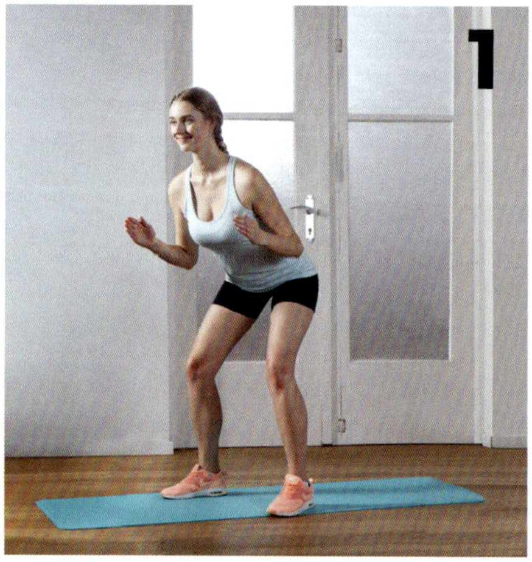

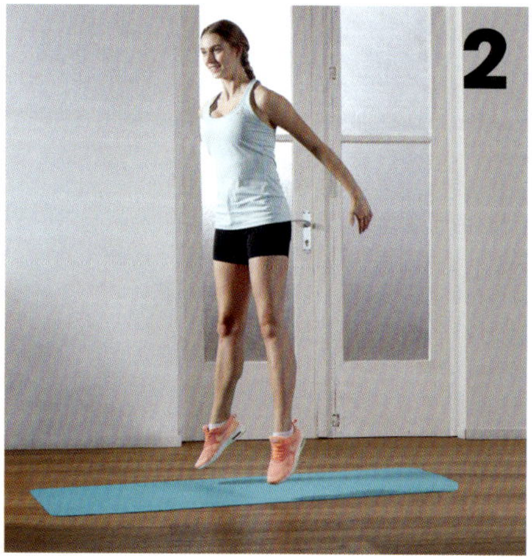

AUSGANGSPOSITION

- Gehe in die Grundposition für Kniebeuge.
- Die Füße stehen schulterbreit auseinander, das Gesäß geht nach hinten, die Knie sind leicht gebeugt. Senke den Oberkörper etwas nach vorne und halte ihn gerade.
- Winkle die Unterarme nach vorne ab, die Arme bleiben nah am Körper (1).

AUSFÜHRUNG

- Drücke dich aus der Startposition dynamisch nach oben und springe in die Luft.
- Führe die Arme dabei kontrolliert nach unten, als würdest du dich mit ihnen zusätzlich nach oben drücken (2).
- Versuche, so sachte wie möglich auf dem Vorfuß zu landen. Fange den Aufprall über die Muskulatur und Gelenke ab.
- Schiebe das Gesäß nach der Landung sofort wieder nach hinten, damit die Knie nicht über die Zehenspitzen hinausreichen.
- Jede Wiederholung zählt.

- Beine
- Po

Wichtig: Achte darauf, dass deine Knie nicht nach innen oder außen kippen, sondern stets stabil über die Füße geführt werden.

- **LEVEL 1 (ANFÄNGER)**
  1 Durchgang = 20 Sekunden
- **LEVEL 2 (FORTGESCHRITTENE)**
  1 Durchgang = 40 Sekunden
- **LEVEL 3 (PROFIS)**
  1 Durchgang = 60 Sekunden

ZUM TRAININGSVIDEO:

DEIN ERFOLG

DATUM ....

WDH. ....

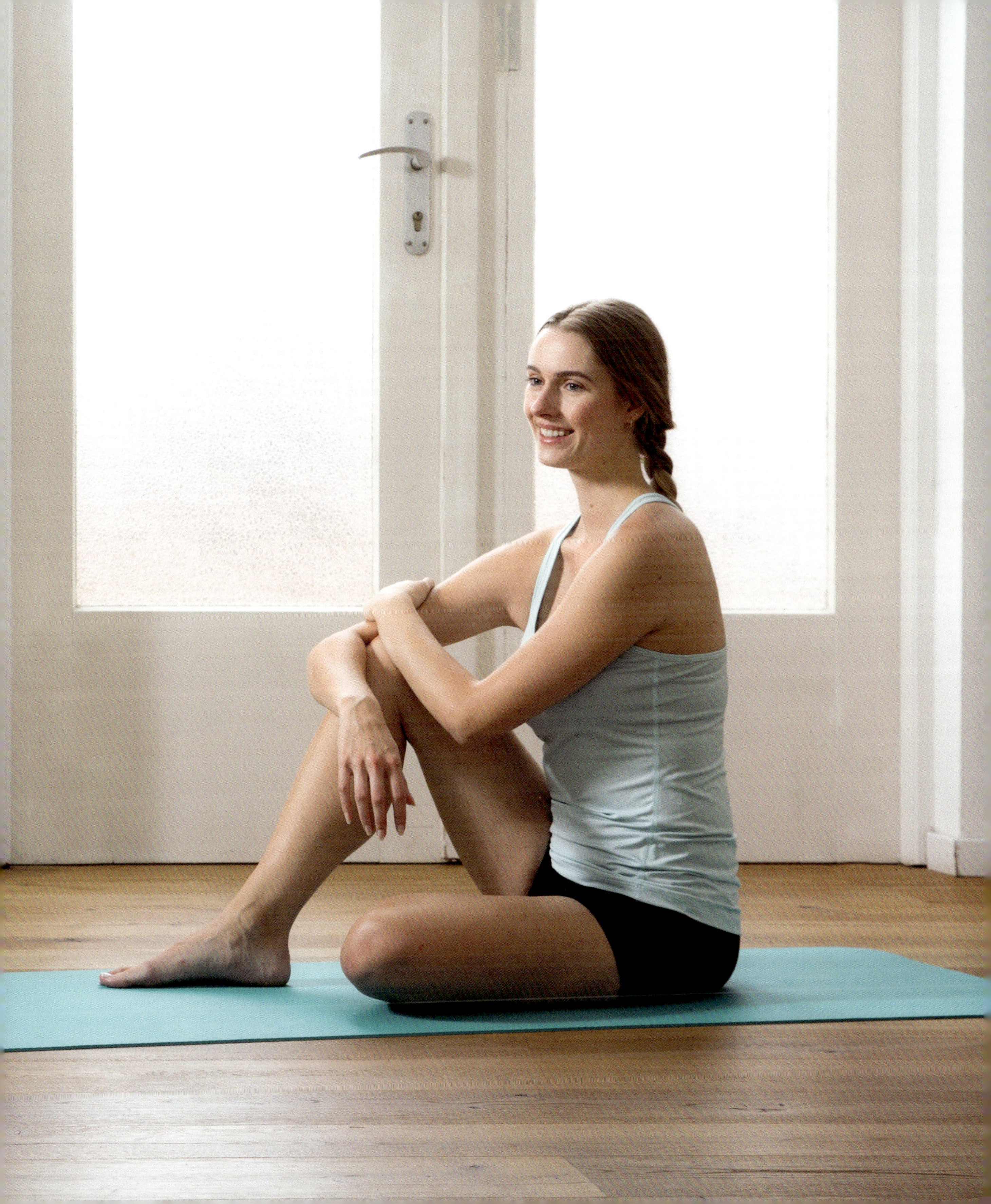

06 CARDIO

Auch das Herz ist ein Muskel, der ein regelmäßiges Training braucht. Mit den folgenden Übungen bringen wir daher deinen Puls in die Höhe und dein Herz-Kreislauf-System in Schwung.

HIGH KNEES MIT SEITBEWEGUNG

ALLE LEVEL

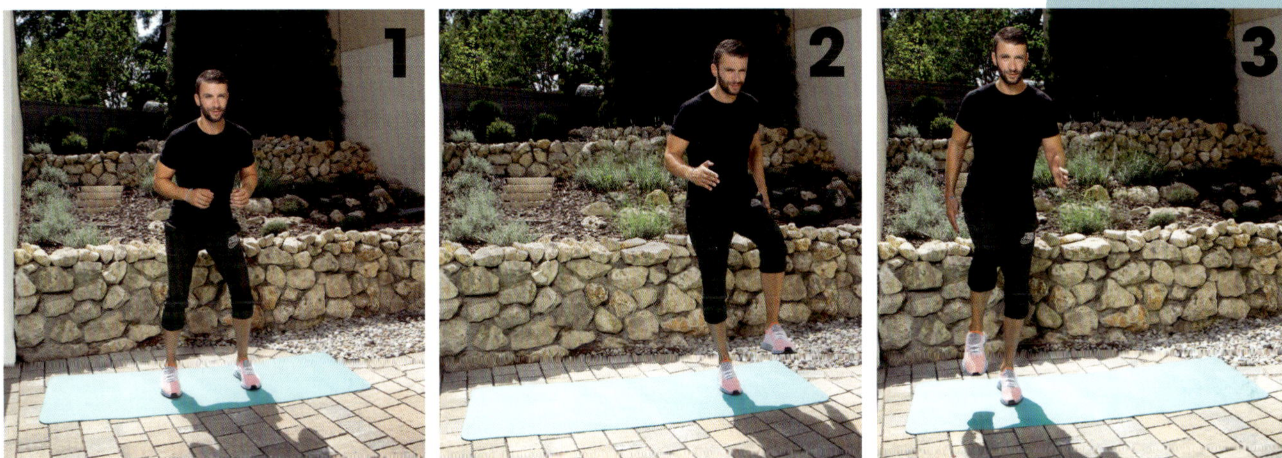

AUSGANGSPOSITION

- Stelle dich aufrecht hin, gehe leicht in die Knie und halte die Arme seitlich auf Brusthöhe (1).

- **LEVEL ❶ (ANFÄNGER)**
  1 Durchgang = 20 Sekunden
- **LEVEL ❷ (FORTGESCHRITTENE)**
  1 Durchgang = 40 Sekunden
- **LEVEL ❸ (PROFIS)**
  1 Durchgang = 60 Sekunden

AUSFÜHRUNG

- Kicke für die High-Knee-Bewegung leicht mit den Knien abwechselnd nach oben. Unterstütze die Bewegung durch die Kreuzkoordination deiner Arme, indem du den rechten Arm kreuzweise mit dem linken Bein hochschwingst und umgekehrt (2).
- Gehe bei jedem Kick ein Stück zur Seite. Mache circa vier bis fünf seitliche Kicks. Anschließend absolvierst du die seitliche Laufbewegung in die entgegengesetzte Richtung (3).

Wichtig: Zieh deine Knie nach oben vor den Körper. Deine Füße sollten nicht hinter dein Gesäß rutschen. (Kein Anfersen!)

- Bauch
- Beine (insbesondere Oberschenkelvorderseite)
- Herz-Kreislauf-System

ZUM TRAININGSVIDEO:

DATUM

WDH.

DEIN ERFOLG

LEVEL
ALLE

SKATING JUMPS

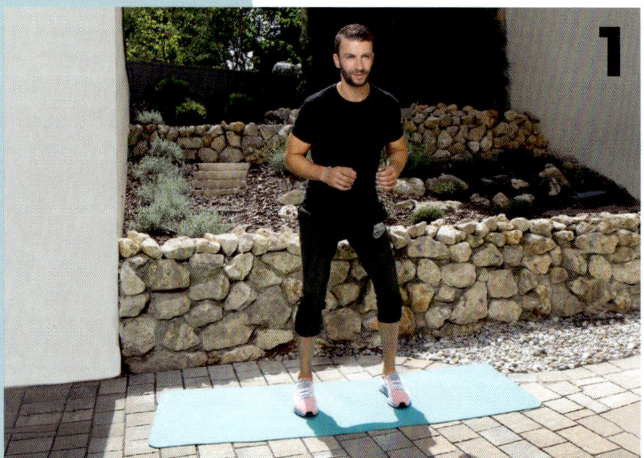

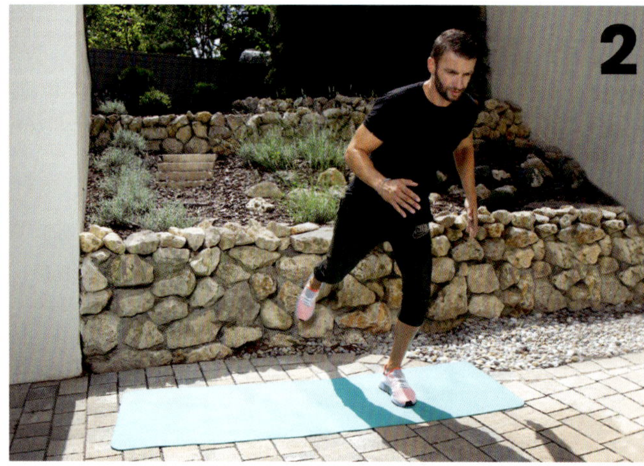

- Beine
- Po
- Bauch
- Herz-Kreislauf-System

AUSGANGSPOSITION

- Stelle dich aufrecht hin. Gehe leicht in die Hocke und halte die Arme seitlich auf Brusthöhe (1).

AUSFÜHRUNG

- Bei den Skating Jumps springen wir so weit wie möglich von einem Bein seitlich auf das andere. Die Bewegung wird durch die Kreuzkoordination unterstützt, indem du den rechten Arm kreuzweise mit dem linken Bein schwingst und umgekehrt.
- Halte die Position im Stand jeweils für eine Sekunde, bevor du wieder zur anderen Seite springst. Achte während der gesamten Übung auf ein stabiles Knie und eine möglichst weiche Landung. Schiebe bei den Skating Jumps den Vorderkörper ruhig etwas nach vorne, um das Gleichgewicht leichter zu halten (2).

- **LEVEL ❶ (ANFÄNGER)**
  1 Durchgang = 20 Sekunden
- **LEVEL ❷ (FORTGESCHRITTENE)**
  1 Durchgang = 40 Sekunden
- **LEVEL ❸ (PROFIS)**
  1 Durchgang = 60 Sekunden

ZUM TRAININGSVIDEO:

DEIN ERFOLG

DATUM ....

WDH. ....

AUFGESTELLTER MOUNTAIN CLIMBER

ALLE LEVEL

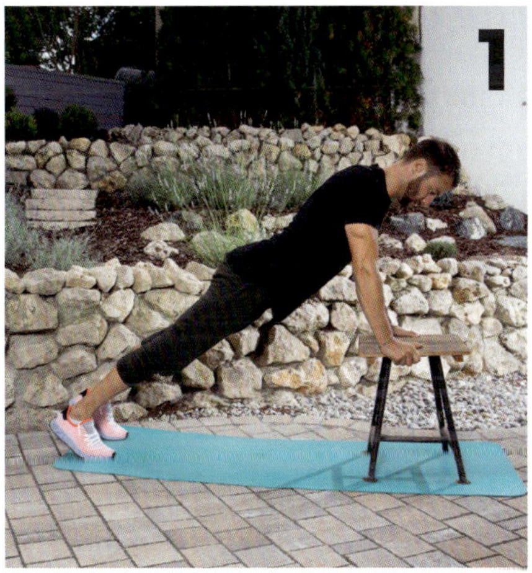

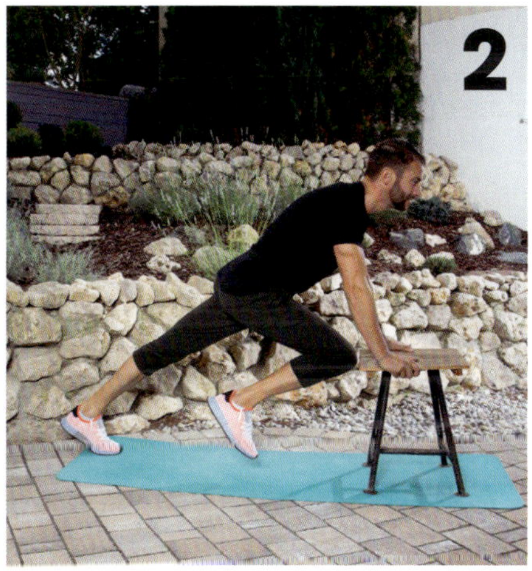

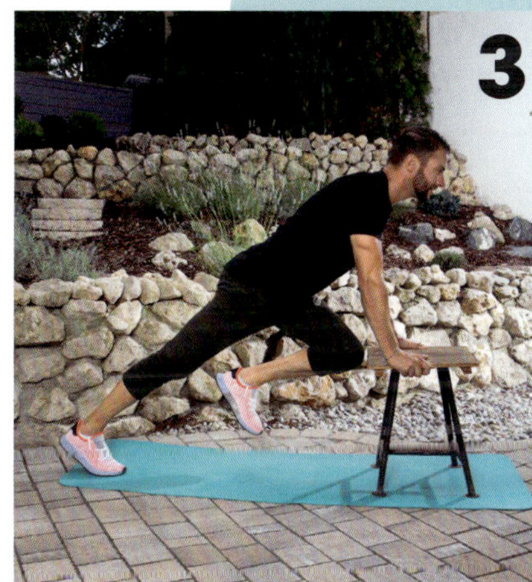

AUSGANGSPOSITION

- Stütze dich an einer Kante, einem Stuhl oder einer Bank (rutschsicher!) ab. Halte Beine und Rücken in einer Linie gestreckt (1).

AUSFÜHRUNG

- Kicke mit schnellen dynamischen Bewegungen abwechselnd mit den Knien in Richtung der Kante, auf die du dich stützt (2).
- Achte darauf, dass dein Oberkörper während der gesamten Übung gerade bleibt und auch deine Hüfte nicht nach oben rutscht (3).

- Bauch (insbesondere unterer Bauch)
- Schultern
- Trizeps
- Beine (durch Antritt)
- Herz-Kreislauf-System

- **LEVEL ❶ (ANFÄNGER)**
  1 Durchgang = 20 Sekunden
- **LEVEL ❷ (FORTGESCHRITTENE)**
  1 Durchgang = 40 Sekunden
- **LEVEL ❸ (PROFIS)**
  1 Durchgang = 60 Sekunden

ZUM TRAININGSVIDEO:

DATUM

WDH.

DEIN ERFOLG

LEVEL ALLE

HALBER BURPEE MIT TIEFEM SIDE WALK

- Beine
- Schultern
- Trizeps
- Bauch

AUSGANGSPOSITION

- Beim halben Burpee mit Lateralbewegung verzichten wir auf zwei Elemente des ganzen Burpees (Liegestützsprung): Zum einen auf den Strecksprung, zum anderen auf den Bodenkontakt (Liegestütz) nach dem Sprung in die Liegestützposition. Stattdessen fügen wir unserem Burpee eine Lateralbewegung hinzu, die deine Beinmuskulatur zusätzlich stärkt.
- Stelle die Füße etwas mehr als schulterbreit auseinander, gehe etwas in die Knie und beuge deinen Oberkörper leicht nach vorne. Die Arme zeigen nach unten (1).

AUSFÜHRUNG

- Gehe aus der Ausgangsposition schnell in die Hocke. Sobald du dich mit beiden Händen abgestützt hast, springst du mit den Füßen nach hinten in die Liegestützposition (2).
- Springe aus der Liegestützposition wieder in die Hocke. Halte die Muskelspannung in der Hocke (3) und mache einen langen Schritt zur Seite (4).
- Von dort gehst du wieder in die leichte Hocke (5) und wiederholst den halben Burpee (6). Anschließend machst du wieder aus der Hocke einen langen Schritt zur anderen Seite.

Wichtig: Dein Körperschwerpunkt muss während der gesamten Übung tief bleiben, sodass deine Oberschenkelmuskulatur in der Lateralbewegung sowie in der Hocke ständig gefordert ist.

- **LEVEL 1 (ANFÄNGER)**
  1 Durchgang = 20 Sekunden
- **LEVEL 2 (FORTGESCHRITTENE)**
  1 Durchgang = 40 Sekunden
- **LEVEL 3 (PROFIS)**
  1 Durchgang = 60 Sekunden

ZUM TRAININGSVIDEO:

DEIN ERFOLG

DATUM ....

WDH. ....

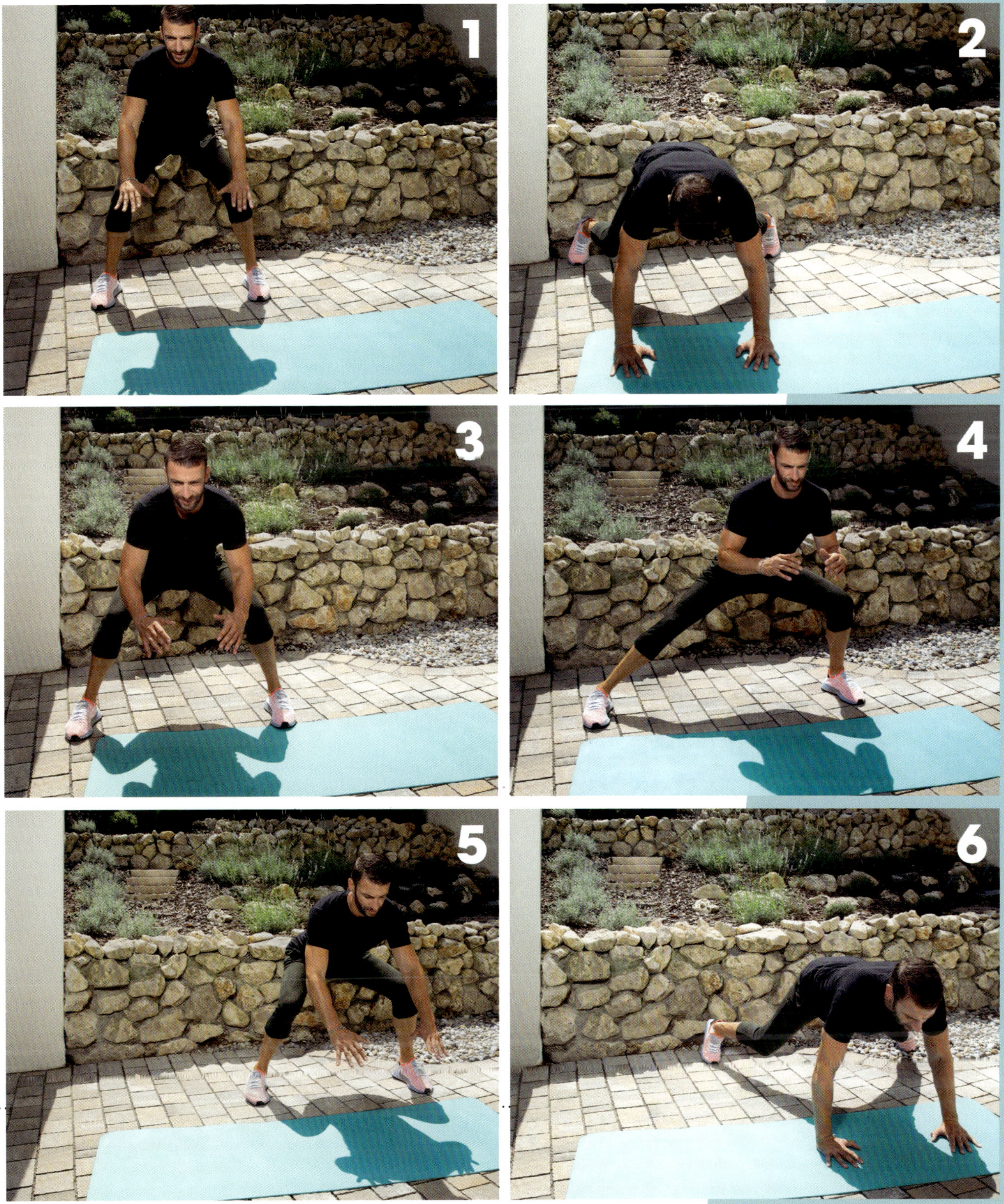
1
2
3
4
5
6

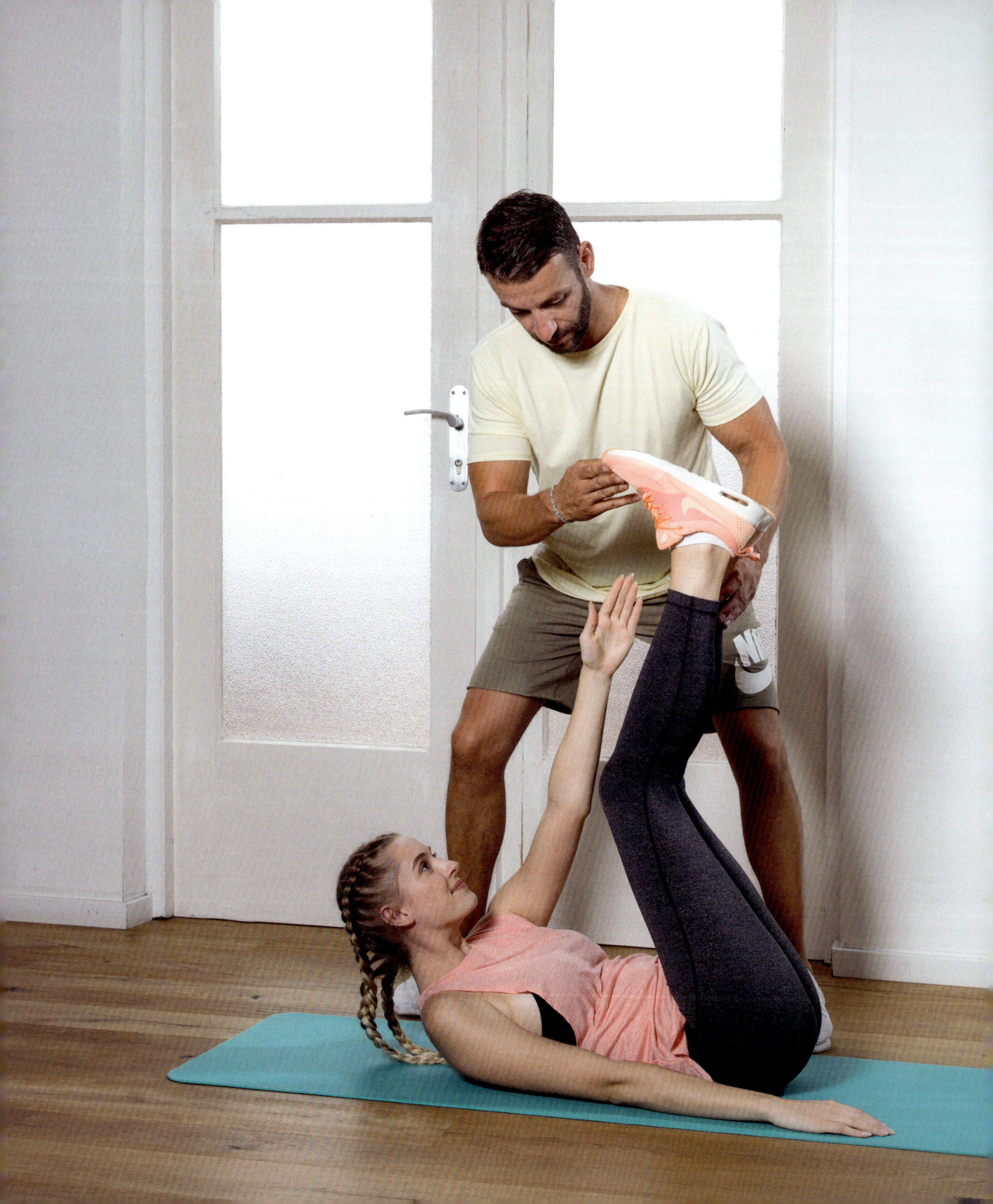

DEINE TRAININGS-PLÄNE

JEDE WOCHE ANDERS TRAINIEREN

WERDE DEIN EIGENER COACH

DEIN LEISTUNGSNIVEAU
Dass die Zahl der Wiederholungen mit jedem Satz sinkt, hat übrigens keinen Einfluss auf die Bestimmung deines Leistungsniveaus. Relevant dafür ist und bleibt die Wiederholungszahl im ersten Satz.

DAS BAUKASTENPRINZIP – STÜCK FÜR STÜCK ZUM KOMPLETTEN WORKOUT

Ein gutes Training ist abwechslungsreich und vernachlässigt keinen Teil deines Körpers. Die vielen Varianten werden auch deine Trainingseffizienz steigern und dich motivieren. Denn wer immer das gleiche Training absolviert, verliert vor Langeweile schnell die Lust und läuft Gefahr, das Training nicht mehr konsequent auszuüben. Außerdem gewöhnt sich der Körper an den immer gleichen Trainingsreiz und erfährt keine Leistungssteigerung mit all den verbundenen weiteren positiven Aspekten des Trainings mehr. Ich hatte dir bereits dargelegt, wie wichtig es ist, dass du stets deinen ganzen Körper trainierst. Denn so werden muskuläre Dysbalancen vermieden.

Abwechslung und ein ganzheitliches Training – diese beiden Elemente bilden den Grundpfeiler meines Baukastensystems für deine Trainingsplanung. Wie du bereits gesehen hast, sind die 20 Übungen im Trainingsteil in **fünf Gruppen** aufgeteilt:

- Beine
- Arme und Schultern
- Bauch
- Po
- Cardio

In jeder Gruppe gibt es vier Übungen. Um nun den ganzen Körper inklusive deines Herz-Kreislauf-Systems zu trainieren, genügt es, dein Workout mit **jeweils zwei Übungen aus jeder Gruppe** zu bestücken.

Nach den ersten vier Trainingswochen bist du dann zusätzlich bereit für besondere sportliche Herausforderungen aus meinen „Beste fitte Freundinnen"-Challenges (siehe S. 102). Nach spätestens acht Trainingswochen solltest du die Technik aller Übungen beherrschen. Um die Intensität der Workouts stets an dein gesteigertes Leistungsvermögen anzupassen, arbeiten wir mit sogenannten Sätzen. Das heißt, du wirst dieselben Übungen, die du bereits einmal hintereinander gemacht hast, in einem zweiten, dritten oder gar vierten Durchgang wiederholen. Dabei ist es normal, dass die Zahl der Wiederholungen, die du pro Übung schaffst, **mit jedem Satz sinkt.**

Am Anfang werden in den Sätzen noch die gleichen Übungen ausgeführt (Satz 1 ist identisch mit Satz 2), sobald du aber über ausreichend Trainingserfahrung verfügst, sorgen wir auch in den Sätzen für Abwechslung.
Du kannst dann zum Beispiel in einem Durchgang nur deine Beine trainieren und die anderen Sätze mit Übungen aus den restlichen Gruppen – Bauch, Po, Arme und Schultern sowie Cardio – bestücken. Für richtig gute Laune sorgt immer auch ein intensiver Cardio-Satz als Einstieg ins Training. Alles, was du brauchst, um deine Trainingspläne später selbst zu erstellen, sind fünf Minuten Zeit, ein Blatt Papier und ein Stift. Keine Sorge, durch die ersten zwölf Wochen führen dich noch meine erstellten Pläne. Erst danach solltest du in der Lage sein, aus den verschiedenen Bausteinen – Warm-up, Übungen und Sätze – individuelle Trainingspläne für dich zu erstellen. Vergiss dabei aber niemals, dein Training abwechslungsreich und ganzheitlich zu planen.

WIE OFT SOLLTEST DU TRAINIEREN?

Gerade Sportanfänger sind am Anfang unsicher, wie oft sie pro Woche trainieren sollten. Solltest auch du dich noch mit dieser Frage beschäftigen, möchte ich dir folgende Denkanstöße mit auf den Weg geben:

Dein Körper passt sich stets nur an die Leistung an, die du ihm abverlangst. Wer in einer Woche im Training 20 Push-ups macht, wird genau für diese 20 Push-ups die nötige Kraft und Ausdauer entwickeln. Führt man hingegen 40 Push-ups aus, wird sich der Körper mit der Zeit auf diese Anforderung einstellen und daraufhin aufbauen. Wer viel erreichen will, der muss eben auch viel „arbeiten". Nichtsdestotrotz gilt aber auch: Jedes Training, jede sportliche Bewegung tut deinem Körper und deinem Geist gut. Selbst mit nur einer Trainingseinheit von 20 bis 30 Minuten pro Woche wirst du Erfolge erzielen. Sehr langsam zwar, aber auch wenig Training hat eine positive Wirkung.

In der Regel gebe ich meinen Schützlingen folgenden Rat: Trainiere, so oft du Lust dazu hast. Mit meinen Übungen kannst du dich nicht übertrainieren und musst keine Angst haben, dich zu überlasten. Zwar empfehle ich dir nach jedem Training für die Regeneration deines Körpers einen Ruhetag einzulegen. Aber auch dieser Rat ist nicht in Stein gemeißelt. Wenn du nach einem Training am Montag auch am Dienstag Lust auf ein Workout hast: Lege los! Einen Mikrozyklus und einen Makrozyklus, mit denen Leistungssportler arbeiten, können wir im privaten Sportbereich getrost vernachlässigen.

Am Anfang , etwa in den ersten 4 Wochen nach Trainingsaufnahme, empfehle ich mit 2 bis 3 Trainingseinheiten zu starten und nach jedem Trainingstag ein bis zwei Ruhetage einzulegen. Wer auf Level 2 oder 3 (die einzelnen Level habe ich im Kapitel „20 Übungen, 20 Wiederholungen: Dein Ziel immer vor Augen" beschrieben) bereits drei- oder viermal in der Woche trainiert, sollte ebenfalls versuchen, in der Woche wenigstens einmal zwei hintereinanderliegende Ruhetage in seinen Trainingsalltag unterzubringen.

Unsicherheit herrscht oft auch beim Thema Pausen im Training. Auch hier brauchst du dir keine großen Gedanken zu machen. Absolviere nach dem Warm-up einfach die erste Übung mit der dir möglichen maximalen Wiederholungszahl. Sobald du fertig bist, schüttele dich kurz aus, beruhige deine Atmung und mache mit der nächsten Übung weiter. Du musst nicht durch dein Workout hetzen. Zehn bis zwanzig Sekunden Pause zwischen den einzelnen Übungen sind zum Verschnaufen vollkommen in Ordnung. Viel wichtiger ist, dass du am Ende das gesamte Workout absolviert hast.

Wundere dich nicht, dass deine Leistungskurve nicht ständig nach oben zeigt. Es kann ohne Weiteres passieren, dass du in der vierten Trainingswoche plötzlich weniger Wiederholungen schaffst als noch in der dritten. Denn wie wir wissen, sind unsere Lebensumstände und -rhythmen nicht immer gleich. Ernährung, Stress in der Arbeit oder in der Familie, dein Schlafpensum oder aber schlicht und ergreifend deine Tagesform können dir immer mal wieder einen Strich durch die Rechnung machen. Verzweifle deswegen nicht. Solche kleinen Leistungseinbrüche sind normal und kein Grund zu glauben, dass das Training bei einem nicht wirkt.

Besonders hart fühlt sich dein Training an, wenn du es ein- oder zweimal hast sausen lassen und wieder einsteigst. Die Beine sind schwer wie Beton, die

TIPP

Wenn du lieber digital unterwegs bist – und „unterwegs" beschreibt deine Flexibilität und Ortsunabhängigkeit gerade auch treffend –, kannst du auch gerne deine Notizen auf deinem Smartphone festhalten.

Arme kraftlos wie Pudding. Hier kann ich dir nur sagen: Augen zu und durch. Sobald du nach zwei, drei Trainingseinheiten wieder im Rhythmus bist, sind auch deine Muskelspannung und dein zuvor antrainiertes Körpergefühl wieder da. Das ist der „Restart-Knopfdruck" für alle, die bereits mit Sport begonnen haben: Der Körper vergisst nicht, was er gelernt hat, er entwickelt einen Memory-Effekt und kann auch nach einer Pause schnell wieder an das Leistungsniveau anknüpfen.

WOCHE FÜR WOCHE – SO GESTALTEST DU DEINEN TRAININGSPLAN

Bereits eingangs hatte ich das Ziel formuliert, dich zu deinem eigenen Personal Coach zu machen. Damit bist du in Zukunft in der Lage, die Intensität deines Trainings selbst zu steuern und deine eigenen Trainingspläne zu gestalten. Das ist gar nicht so schwer, wie du vielleicht denkst. In den ersten Trainingsmonaten werde ich dir mit einigen Vorgaben zur Seite stehen. Danach wirst du erfahren genug sein, um deinen eigenen Weg weiter zu gehen. Starte mit deinem Training auf deinem persönlichen Level.

1. WOCHE

Dein Workout in der ersten Woche ist ganz einfach strukturiert. Suche dir aus jeder Kategorie – Beine, Arme und Schulter, Bauch, Po sowie Cardio – je zwei Übungen heraus, auf die du am meisten Lust hast. Der Fokus in dieser Woche liegt darauf, die Technik dieser beiden Lieblingsübungen zu erlernen und diese Übungen sauber auszuführen. Nach einem **Warm-up** machst du von jeder der ausgesuchten Übungen so viele Wiederholungen, wie du schaffst. Es gibt nur einen Satz. Plane für dieses Workout 20 bis 25 Minuten ein.

WARM-UP mindestens 5 Minuten				
1 SATZ				
BEINE	**ARME & SCHULTERN**	**BAUCH**	**PO**	**CARDIO**
zwei Übungen deiner Wahl mit der dir maximal möglichen Wiederholungszahl	zwei Übungen deiner Wahl mit der dir maximal möglichen Wiederholungszahl	zwei Übungen deiner Wahl mit der dir maximal möglichen Wiederholungszahl	zwei Übungen deiner Wahl mit der dir maximal möglichen Wiederholungszahl	zwei Übungen deiner Wahl mit der dir maximal möglichen Wiederholungszahl (in jeweils 20 Sekunden)

WICHTIG:
Im Warm-up musst du immer alle vier Übungen absolvieren. Die Wahlmöglichkeiten beziehen sich auf die Kategorien Beine, Arme und Schultern, Bauch, Po sowie Cardio.

2. BIS 4. WOCHE

In den nächsten drei Wochen arbeiten wir zunächst einmal nur mit den zuvor gelernten Übungen. Wie immer gilt: Mache von jeder Übung wieder so viele Wiederholungen, wie du schaffst. Bist du mit allen Übungen einmal durch, folgt diesmal jedoch noch ein zweiter Satz. Mache also alle ausgewählten Übungen mit der dir möglichen maximalen Wiederholungszahl noch einmal.

WARM-UP mindestens 5 Minuten				
1. SATZ & 2. SATZ				
BEINE	**ARME & SCHULTERN**	**BAUCH**	**PO**	**CARDIO**
zwei Übungen deiner Wahl mit der dir maximal möglichen Wiederholungszahl	zwei Übungen deiner Wahl mit der dir maximal möglichen Wiederholungszahl	zwei Übungen deiner Wahl mit der dir maximal möglichen Wiederholungszahl	zwei Übungen deiner Wahl mit der dir maximal möglichen Wiederholungszahl	zwei Übungen deiner Wahl mit der dir maximal möglichen Wiederholungszahl (in jeweils 20 Sekunden)

5. WOCHE

In der 5. Trainingswoche erlernst du nun die Techniken der beiden verbliebenen Übungen aus jeder Kategorie (Bauch, Beine, Po, Arme und Schultern, Cardio). Der Fokus liegt in dieser Woche wieder vor allem auf einer sauberen Ausführung. Absolviere einen Satz mit der dir maximal möglichen Wiederholungszahl. Du wirst merken, dass dir diese Woche aufgrund der geringeren Intensität wie eine Erholung vorkommt.

WARM-UP mindestens 5 Minuten				
1 SATZ				
BEINE	**ARME & SCHULTERN**	**BAUCH**	**PO**	**CARDIO**
die zwei verbliebenen Übungen dieser Kategorie mit der dir maximal möglichen Wiederholungszahl	die zwei verbliebenen Übungen dieser Kategorie mit der dir maximal möglichen Wiederholungszahl	die zwei verbliebenen Übungen dieser Kategorie mit der dir maximal möglichen Wiederholungszahl	die zwei verbliebenen Übungen dieser Kategorie mit der dir maximal möglichen Wiederholungszahl	die zwei verbliebenen Übungen dieser Kategorie mit der dir maximal möglichen Wiederholungszahl (in jeweils 20 Sekunden)

6. BIS 8. WOCHE

In den Trainingswochen 6 bis 8 besteht dein Workout aus den neu gelernten Übungen der 5. Woche. Wie in den Trainingswochen 2 bis 4 führst du dabei nun auch wieder einen zweiten Satz aus. Arbeite in jedem Satz mit der dir maximal möglichen Wiederholungszahl.

WARM-UP mindestens 5 Minuten				
1. SATZ & 2. SATZ				
BEINE	**ARME & SCHULTERN**	**BAUCH**	**PO**	**CARDIO**
die zwei verbliebenen Übungen dieser Kategorie mit der dir maximal möglichen Wiederholungszahl	die zwei verbliebenen Übungen dieser Kategorie mit der dir maximal möglichen Wiederholungszahl	die zwei verbliebenen Übungen dieser Kategorie mit der dir maximal möglichen Wiederholungszahl	die zwei verbliebenen Übungen dieser Kategorie mit der dir maximal möglichen Wiederholungszahl	die zwei verbliebenen Übungen dieser Kategorie mit der dir maximal möglichen Wiederholungszahl (in jeweils 20 Sekunden)

9. BIS 11. WOCHE

Mittlerweile sollten bei dir alle Übungen technisch sauber sitzen und dir die Ausführung keine Probleme mehr bereiten. Ab der 9. Trainingswoche suchst du dir daher für dein Workout wie immer zwei Übungen aus jeder Kategorie heraus. Wie du sie kombinierst, ist deine Sache. Du bist in der Einteilung vollkommen frei. Von den insgesamt 10 Übungen machst du fortan jedoch jeweils drei Sätze mit der dir jeweils möglichen maximalen Wiederholungszahl. Wie zuvor gilt: Trainiere so abwechslungsreich wie möglich. Wechsle die Übungen von Workout zu Workout durch und verändere auch die Abfolge der Übungen, um dich bestmöglich zu fordern.

WARM-UP mindestens 5 Minuten				
1. SATZ, 2. SATZ & 3. SATZ				
BEINE	**ARME & SCHULTERN**	**BAUCH**	**PO**	**CARDIO**
zwei Übungen deiner Wahl mit der dir maximal möglichen Wiederholungszahl	zwei Übungen deiner Wahl mit der dir maximal möglichen Wiederholungszahl	zwei Übungen deiner Wahl mit der dir maximal möglichen Wiederholungszahl	zwei Übungen deiner Wahl mit der dir maximal möglichen Wiederholungszahl	zwei Übungen deiner Wahl mit der dir maximal möglichen Wiederholungszahl (in jeweils 20 Sekunden)

AB DER 12. WOCHE

Suche dir nun konsequent die ersten drei bis vier Übungen heraus, bei denen du glaubst, dass du bald 20 Wiederholungen schaffst. Trainiere etwas härter, indem du ganz gezielt an diesen Übungen arbeitest, um die 20 tatsächlich zu knacken. Von nun an solltest du das nächste Level langsam im Blickfeld haben. Vielleicht hast du ja sogar bei der einen oder anderen Übung die 20 Wiederholungen bereits geschafft? Solltest du bei einer Übung bereits die 20 Wiederholungen erreicht haben, hast du nun zwei Möglichkeiten:

Variante 1: Du ersetzt die Übung durch eine Übung aus Level 2 (natürlich in der gleichen Kategorie). Die anderen Übungen belässt du im Level 1 und arbeitest weiter an ihnen, bis du auch hier auf die nächste Stufe (20 Wiederholungen) kommst.

Variante 2: Du bleibst in Level 1, bis du auch die anderen Übungen auf „Level 2-Niveau" gebracht hast, das heißt, bis du von allen Übungen auf Level 1 die 20 Wiederholungen schaffst. Es ist vollkommen in Ordnung, wenn du dich zunächst noch nicht bereit für Level 2 fühlst und dich entscheidest, erst alle Level-1-Übungen auf die maximale Wiederholungszahl von 20 zu bringen. Bei Übungen, bei denen du schon 20 Wiederholungen schaffst, musst du auch nicht bei der 20 aufhören. Versuche dich ruhig stets an der maximalen Wiederholungszahl und gehe über die 20 Wiederholungen hinaus.

Spätestens ab der 12. Woche solltest du nun mit der freien Trainingsplangestaltung beginnen. Im Grunde hast du das ja zuvor bereits gemacht, denn du hast dir deine Übungen selbst ausgesucht. Allerdings habe ich dir bis jetzt eine Reihenfolge für die Übungen vorgegeben. Arbeite nun konsequent mit dem Baukasten-Prinzip von zuvor weiter:

Suche dir je zwei Übungen aus jeder Kategorie heraus und absolviere je drei Sätze mit maximaler Wiederholungszahl. Mit welchen Übungen du dein Workout gestaltest, ist vollkommen dir überlassen. Tausche die Übungen immer wieder durch und ändere die Abfolge, damit du so variantenreich wie möglich trainierst. Allein durch das ständige Umstellen der Übungen steigerst du bereits die Effektivität in deinem Training.

Nimm dir vor jedem Training fünf Minuten Zeit für deinen Trainingsplan. Notiere dir die Übungen, die du machen möchtest, und stelle sie – nach den oben genannten Prinzipien – zu deinem Workout zusammen. Die Reihenfolge der Übungen ist vollkommen egal. Du musst auch nicht zum Beispiel beide Bauchübungen hintereinander machen. Schiebe ruhig eine Bein- oder Cardio-Übung zwischen die Bauchübungen. Vielleicht machst du deine Cardio-Übungen auch lieber ganz am Anfang deines Trainings? Nur zu! Von nun an, bist du dein eigener Coach.

WARM-UP vor dem 1. Satz mindestens 5 Minuten

1. SATZ				
CARDIO	**BEINE**	**CARDIO**	**BEINE**	**ARME & SCHULTERN**
je eine Übung mit maximaler Wiederholungszahl	je eine Übung mit maximaler Wiederholungszahl	je eine Übung mit maximaler Wiederholungszahl	je eine Übung mit maximaler Wiederholungszahl	je eine Übung mit maximaler Wiederholungszahl
PO	**BAUCH**	**ARME & SCHULTERN**	**PO**	**BAUCH**
je eine Übung mit maximaler Wiederholungszahl	je eine Übung mit maximaler Wiederholungszahl	je eine Übung mit maximaler Wiederholungszahl	je eine Übung mit maximaler Wiederholungszahl	je eine Übung mit maximaler Wiederholungszahl

2. SATZ				
CARDIO	**PO**	**BEINE**	**BAUCH**	**ARME & SCHULTERN**
je zwei Übungen mit maximaler Wiederholungszahl	je zwei Übungen mit maximaler Wiederholungszahl	je zwei Übungen mit maximaler Wiederholungszahl	je zwei Übungen mit maximaler Wiederholungszahl	je zwei Übungen mit maximaler Wiederholungszahl

3. SATZ				
ARME & SCHULTERN	**BAUCH**	**BEINE**	**CARDIO**	**PO**
je zwei Übungen mit maximaler Wiederholungszahl	je zwei Übungen mit maximaler Wiederholungszahl	je zwei Übungen mit maximaler Wiederholungszahl	je zwei Übungen mit maximaler Wiederholungszahl	je zwei Übungen mit maximaler Wiederholungszahl

1. WOCHE

Willkommen in Level 2. In der ersten Woche gilt es auch für die Fortgeschrittenen, zuerst einmal die Bewegungsabläufe der Übungen zu erlernen. Sie sind etwas anspruchsvoller als in Level 1. Das Prinzip, nach dem du deinen Trainingsplan zusammenstellst, bleibt jedoch gleich: Wähle dir aus jeder Kategorie zwei Lieblingsübungen. Der Fokus liegt in der ersten Trainingswoche auf einer korrekten Technik. Achte daher nicht so sehr auf maximale Wiederholungen, sondern vor allem auf eine saubere Ausführung. In der Cardio-Einheit versuchst du, dich nun für jeweils 40 Sekunden zu belasten.

WARM-UP mindestens 5 Minuten				
1 SATZ				
BEINE	**ARME & SCHULTERN**	**BAUCH**	**PO**	**CARDIO**
zwei Übungen deiner Wahl mit der dir maximal möglichen Wiederholungszahl	zwei Übungen deiner Wahl mit der dir maximal möglichen Wiederholungszahl	zwei Übungen deiner Wahl mit der dir maximal möglichen Wiederholungszahl	zwei Übungen deiner Wahl mit der dir maximal möglichen Wiederholungszahl	zwei Übungen deiner Wahl mit der dir maximal möglichen Wiederholungszahl (in jeweils 40 Sekunden)

2. BIS 4. WOCHE

Die Trainingsintensität steigt in Level 2 nicht nur durch die schwierigeren und anspruchsvolleren Übungen, sondern auch durch die Zahl der Sätze, die du absolvieren musst. Suche dir daher deine Lieblingsübung aus jeder Kategorie heraus und absolviere mit ihnen insgesamt fünf Sätze.
In den beiden Cardio-Gruppen versuchst du, dich nun für jeweils 40 Sekunden zu belasten. Ansonsten versuchst du in jeder Übung und jedem Satz, die dir maximal mögliche Wiederholungszahl zu erreichen. Es ist vollkommen normal, dass du im letzten Satz nicht mehr die Wiederholungszahlen aus dem ersten Satz erreichst.

WARM-UP mindestens 5 Minuten				
1., 2.,3., 4. & 5. SATZ				
BEINE	**ARME & SCHULTERN**	**BAUCH**	**PO**	**CARDIO**
eine Übung mit der dir möglichen maximalen Wiederholungszahl	eine Übung mit der dir möglichen maximalen Wiederholungszahl	eine Übung mit der dir möglichen maximalen Wiederholungszahl	eine Übung mit der dir möglichen maximalen Wiederholungszahl	eine Übung mit der dir möglichen maximalen Wiederholungszahl (in 40 Sekunden)

5. BIS 8. WOCHE

In den Wochen 5 bis 8 steigerst du die Intensität weiter. Suche dir nun jedoch zwei Übungen aus jeder Kategorie heraus. Wichtig: Die Übungen der jeweiligen Kategorie finden direkt hintereinander statt. Die Übungen selbst dürfen von Woche zu Woche oder sogar von Workout zu Workout wechseln. Absolviere vier Sätze.

WARM-UP mindestens 5 Minuten				
1., 2.,3. & 4. SATZ				
BEINE	**ARME & SCHULTERN**	**BAUCH**	**PO**	**CARDIO**
je zwei Übungen mit der dir möglichen maximalen Wiederholungszahl	je zwei Übungen mit der dir möglichen maximalen Wiederholungszahl	je zwei Übungen mit der dir möglichen maximalen Wiederholungszahl	je zwei Übungen mit der dir möglichen maximalen Wiederholungszahl	je zwei Übungen mit der dir möglichen maximalen Wiederholungszahl (je 40 Sekunden)

9. BIS 11. WOCHE

Ab der 9. Trainingswoche arbeitest du mit drei Übungen aus jeder Kategorie und vier Sätzen. Eine Vorgabe bezüglich der Reihenfolge der Übungen gibt es jedoch nicht mehr. Setz dich hin und notiere dir eine Abfolge, wie du glaubst, am besten durchs Workout zu kommen.

WARM-UP mindestens 5 Minuten				
1., 2., 3. & 4. SATZ				
CARDIO	**BAUCH**	**CARDIO**	**BAUCH**	**CARDIO**
Übung 1 à 40 Sekunden	**Übung 1** mit maximaler Wiederholung	**Übung 2** à 40 Sekunden	**Übung 2** mit maximaler Wiederholung	**Übung 3** à 40 Sekunden
BAUCH	**BEINE**	**ARME & SCHULTERN**	**PO**	**BEINE**
Übung 3 mit maximaler Wiederholung	**Übung 1** mit maximaler Wiederholung	**Übung 1** mit maximaler Wiederholung	**Übung 1** à 40 Sekunden	**Übung 2** mit maximaler Wiederholung
ARME & SCHULTERN	**PO**	**BEINE**	**ARME & SCHULTERN**	**PO**
Übung 2 mit maximaler Wiederholung	**Übung 2** à 40 Sekunden	**Übung 3** mit maximaler Wiederholung	**Übung 3** mit maximaler Wiederholung	**Übung 3** à 40 Sekunden

AB DER 12. WOCHE

Ab der 12. Woche hast du hoffentlich bei vielen Übungen bereits die 20 Wiederholungen in greifbarer Nähe bzw. schaffst sie ohne größere Probleme. Anstatt die Intensität weiter hochzufahren, arbeiten wir jetzt jedoch wieder mit den Trainingsblöcken aus den Wochen 2 bis 4 sowie 5 bis 8. Ich vergleiche das immer gern mit dem Skifahren. Da gibt es blaue, rote und schwarze Pisten. Nur weil du in der Lage bist, eine schwarze Piste ohne Probleme zu fahren, darfst du trotzdem auch mal eine gemütliche Abfahrt auf einer blauen Piste genießen. Vertraue auch beim Training darauf, wie du dich fühlst, ohne dein Ziel – das nächste Level – aus den Augen zu verlieren. Überlege dir also, auf welches Training du Lust hast, und lege los. Versuche dabei, ständig mit den Übungen zu spielen. Ändere die Abfolge für maximale Trainingseffekte. Wie zuvor in Level 1 steht es dir offen, bei Übungen, in denen du die 20 Wiederholungen geschafft hast, ins nächste Level zu gehen oder aber im selben Level eine maximale Wiederholungszahl über 20 anzupeilen.

3

TRAININGSPLÄNE AUF LEVEL 3 (PROFIS)

Wenn du dich von Level 1 bis auf Level 3 vorgearbeitet hast, kannst du sehr stolz auf dich sein. Was für eine respektable Leistung! Solltest du direkt auf diesem Level einsteigen, weil du sportlich bereits sehr aktiv bist, werden auch dich die folgenden Pläne (hoffentlich) richtig fordern. Zwischen Level 1 und 2 wird der Schwierigkeitsgrad noch moderat erhöht. Auf Level 3 sind die Übungen selbst deutlich anspruchsvoller, nicht zuletzt dank der Arbeit mit dem TheraBand. Die Dauer der Cardio-Übung erhöht sich nun auf 60 Sekunden. Das erfordert volle Power. Auf das Erlernen von Bewegungsmustern verzichten wir auf diesem Leistungsniveau. Stattdessen steigen wir gleich richtig ins Training ein.

1. BIS 4. WOCHE
Suche dir je zwei Übungen aus jeder Kategorie aus und führe sie in insgesamt vier Sätzen jeweils mit der maximal möglichen Wiederholungszahl durch.

WARM-UP mindestens 5 Minuten				
1., 2.,3. & 4. SATZ				
BEINE	**ARME & SCHULTERN**	**BAUCH**	**PO**	**CARDIO**
zwei Übungen mit der dir möglichen maximalen Wiederholungszahl	zwei Übungen mit der dir möglichen maximalen Wiederholungszahl	zwei Übungen mit der dir möglichen maximalen Wiederholungszahl	zwei Übungen mit der dir möglichen maximalen Wiederholungszahl	zwei Übungen mit der dir möglichen maximalen Wiederholungszahl (je 60 Sekunden)

5. BIS 7. WOCHE

Arbeite in den nächsten Trainingswochen nun mit den verbliebenen beiden Übungen aus jeder Kategorie und füge deinem Workout außerdem einen fünften Satz hinzu.

WARM-UP mindestens 5 Minuten				
1., 2.,3., 4. & 5. SATZ				
BEINE	ARME & SCHULTERN	BAUCH	PO	CARDIO
die verbliebenen zwei Übungen mit der dir möglichen maximalen Wiederholungszahl	die verbliebenen zwei Übungen mit der dir möglichen maximalen Wiederholungszahl	die verbliebenen zwei Übungen mit der dir möglichen maximalen Wiederholungszahl	die verbliebenen zwei Übungen mit der dir möglichen maximalen Wiederholungszahl	die verbliebenen zwei Übungen mit der dir möglichen maximalen Wiederholungszahl

8. BIS 11. WOCHE

Ab der 8. Woche arbeitest du in deinem Workout mit jeweils drei Übungen aus jeder Kategorie sowie fünf Sätzen. In der Gestaltung des Workouts bist du vollkommen frei. Ändere die Abfolge der Übungen beliebig. Mache zuerst eine Beinübung, dann eine Cardio-Übung. Es folgen Schultern und Arme, eine Bauchübung und schließlich noch eine Übung aus der Kategorie Po. Du kannst die Abfolge der Übungen auch von Satz zu Satz ändern, beispielsweise vorwärts und rückwärts. Notiere dir vor dem Workout deinen Trainingsplan und lege los. Zusätzlich zu den normalen Workouts fügst du deinem Training ab Woche 8 eine separate Cardio-Einheit hinzu.

WARM-UP mindestens 5 Minuten				
1., 2.,3., 4. & 5. SATZ				
BEINE	CARDIO	ARME & SCHULTERN	BAUCH	PO
drei Übungen mit maximaler Wiederholung	drei Übungen à 1 Minute	drei Übungen mit maximaler Wiederholung	drei Übungen mit maximaler Wiederholung	drei Übungen mit maximaler Wiederholung

DEINE CARDIO-EINHEIT FÜR ZWISCHENDURCH:
Cardio-Einheit à 25 Minuten (inklusive Warm-up):

WARM-UP mindestens 5 Minuten			
1., 2.,3., 4. & 5. SATZ			
CARDIO	**CARDIO**	**CARDIO**	**CARDIO**
Übung 1 à 1 Minute	**Übung 2** à 1 Minute	**Übung 3** à 1 Minute	**Übung 4** à 1 Minute

Bist du mit allen Übungen durch, beginne von vorn, bis du 20 Minuten Trainingszeit erreicht hast. Solltest du Pausen innerhalb der Übungen brauchen, ist das kein Problem. Sobald du wieder Luft hast, machst du weiter. Nach jeder Minute wechselst du zu einer anderen Übung

AB DER 12. WOCHE

Nach den ersten drei Monaten Training liegt der Fokus auch bei den Profis auf 20 Wiederholungen pro Übung. Hast du die 20 Wiederholungen erreicht, solltest du die Übungen nicht stoppen. Kannst du also mehr als 20 Wiederholungen ausführen, mach einfach weiter! Oder füge den Übungen einen zusätzlichen Schwierigkeitsgrad hinzu. Du kannst zum Beispiel mit Zusatzgewichten arbeiten oder das TheraBand enger greifen. Von nun an kannst du dein Training frei skalieren.

BESTE FITTE FREUNDINNEN – DIE CHALLENGES

Die „Beste fitte Freundinnen"-Challenges geben dir die Möglichkeit, zusammen mit einer Freundin das Training anzugehen und dabei zusätzlich verschiedene Herausforderungen zu meistern. Die Herausforderungen verbinden dich und deine Freundin, selbst wenn ihr unabhängig voneinander trainiert. Mit diesem Reiz macht das Training mehr Spaß, und ihr bekommt neben der Motivation, die in der 20-to-Shape-Methode selbst steckt, einen zusätzlichen Impuls, euer Training durchzuziehen.

Idealerweise unterstützt du und deine Freundin euch gegenseitig als Mentorinnen und achtet darauf, dass ihr euren Vertrag mit euch selbst einhaltet.

Mit Herausforderungen wie der Foto-Challenge könnt ihr gleich in der ersten Trainingswoche loslegen. Mit anderen, sportlich anspruchsvollen Challenges wartet bitte, bis ihr in der 4. Trainingswoche angelangt seid. Denn bis dahin habt ihr Zeit genug, um an eurer Grundphysis zu arbeiten und ein sportliches Fundament zu errichten, auf dem ihr Woche für Woche aufbauen könnt. Wichtig: Die Challenges ersetzen euer eigentliches Training nicht, sondern sind eine Ergänzung zu euren wöchentlichen Workouts, die euch helfen sollen, euch positiv anzutreiben und gegenseitig zu unterstützen!

DIE CHALLENGES

Challenge 1: die Foto-Fleiß-Challenge (ab Trainingswoche 1)
Dokumentiert jedes Workout der Woche am Ende mit einem Trainings-Selfie. Findet heraus, wer von euch beiden mehr Workouts in der Woche gemacht hat.

Challenge 2: die Foto-Beauty-Challenge (ab Trainingswoche 1)
Dokumentiert jedes Workout der Woche am Ende mit einem Trainings-Selfie und postet es online. Wer bekommt in der Woche mehr Likes für seine Trainings-Selfies? Addiert von jedem Training sämtliche Likes! Wer häufiger trainiert, hat größere Chancen, die Challenge zu gewinnen.

Challenge 3: die Animations-Challenge (ab der 1. Trainingswoche)
Versuche, nach deinem Workout so viele Trainingspartner, Familienmitglieder (Haustiere inklusive), Freunde oder Nachbarn wie möglich auf ein Foto zu bekommen. Addiert sämtliche Personen, die es in der Woche auf eure Bilder geschafft haben. Wer häufiger trainiert, hat größere Chancen, die Challenge zu gewinnen.

Challenge 4: die Rezept-Challenge (ab der 1. Trainingswoche)
Koche eine Woche lang jeden Tag mindestens ein Gericht aus diesem Buch. Erbringt für jedes Gericht einen Fotobeweis. Wer in einer Woche mehr Gerichte ausprobiert hat, gewinnt die Challenge.

Challenge 5: die Rezept-Party-Challenge (ab der 1. Trainingswoche)
Ladet euch zwei, drei oder vier Freundinnen ein. Ihre beide, deine beste fitte Freundin und du, sucht euch jeweils zwei Rezepte aus diesem Buch aus und bereitet sie getrennt zu. Lasst anschließend eure Freundinnen auf einer Skala von 1 bis 20 bewerten, wie gut es ihnen geschmeckt hat. 20 Punkte sind die Höchstpunktzahl.

Challenge 6: die Mobility-Challenge (ab der 1. Trainingswoche)
Absolviert neben euren Workouts ein oder zwei Längentrainings (siehe S. 16).

Challenge 7: die Cardio-Challenge (ab der 4. Trainingswoche)
Versuche, einmal in der Woche eine zusätzliche 45-minütige Outdoor-Cardio-Einheit zu absolvieren.

Challenge 8: die Cardio-Pro-Challenge (ab der 4. Trainingswoche)
Versuche, einmal in der Woche zwei zusätzliche Outdoor-Cardio-Einheiten à 45 Minuten zu absolvieren.

Challenge 9: die Skifahrer-Challenge (ab der 4. Trainingswoche)
Wer schafft es, am längsten in der Skifahrer-Hocke auszuhalten? Stoppt und vergleicht eure Zeit!

Challenge 10: die Squat-Challenge (Level 1) (ab der 4. Trainingswoche)
Wer schafft die meisten Squats? Auf Level 1 arbeiten wir mit halben Squats. Zum Trainingsvideo:

Challenge 11: die Squat-Pro-Challenge (Level 2 und 3) (ab der 4. Trainingswoche)
Wer schafft die meisten Squats? Auf Level 2 und 3 arbeiten wir mit normalen Squats.

Challenge 12: die Jumping-Jack-Challenge (ab der 4. Trainingswoche)
Wer hält am längsten durch? Startet gemeinsam mit Jumping Jacks und macht so lange weiter, bis eine von euch aufgibt. Zum Trainingsvideo:

Challenge 13: die Jumping-Jack-Ausdauer-Challenge (ab der 4. Trainingswoche)
Baue zusätzlich zu deinen normalen Workouts pro Woche Jumping Jacks ein:
auf Level 1: 20 Einheiten à 20 Sekunden
auf Level 2: 20 Einheiten à 40 Sekunden
auf Level 3: 20 Einheiten à 60 Sekunden
Dazu kannst du die Einheiten über die gesamte Woche nach Belieben verteilen. Zähle, wie viele Jumping Jacks du in jeder Einheit schaffst, und addiere sie am Ende der Woche zusammen. Wer die meisten Jumping Jacks geschafft hat, gewinnt die Challenge. Zum Trainingsvideo:

Challenge 14: die Jumping-Jack-200er-Challenge (ab der 12. Trainingswoche)
Mache so viele Jumping Jacks, wie du in 200 Sekunden schaffst. Pausen sind erlaubt. Wer innerhalb der 200 Sekunden mehr Jumping Jacks schafft, gewinnt die Challenge.

Challenge 15: die Plank-Challenge (ab der 4. Trainingswoche)
Findet heraus, wer es am längsten in der Plank aushält! Du oder deine beste fitte Freundin? Diese Challenge funktioniert am besten, wenn ihr gemeinsam startet. So pusht ihr euch gegenseitig. Solltet ihr nicht zusammen trainieren können, lasst eine Stoppuhr mitlaufen. Zum Trainingsvideo:

Challenge 16: die Tappings-Challenge (ab der 4. Trainingswoche)
Findet heraus, wer von euch am längsten Tappings machen kann. Startet gemeinsam und macht so lange weiter, bis eine von euch aufgeben muss. Solltet ihr allein trainieren, lasst eine Stoppuhr mitlaufen, um eure Zeiten miteinander vergleichen zu können. Zum Trainingsvideo:

Challenge 17: die High-Knees-Challenge (ab der 4. Trainingswoche)
Findet heraus, wer von euch am längsten High Knees machen kann. Startet gemeinsam und macht so lange weiter, bis eine von euch aufgeben muss. Solltet ihr allein trainieren, lasst eine Stoppuhr mitlaufen, um eure Zeiten miteinander vergleichen zu können. Zum Trainingsvideo:

Challenge 18: die High-Knees-200er-Challenge (ab der 12. Trainingswoche)
Findet heraus, wer von euch mehr High Knees innerhalb von 200 Sekunden schafft. Zum Trainingsvideo:

Challenge 19: die Trizeps-Dip-Challenge (ab der 4. Trainingswoche)
Gehe in die Ausgangsposition für den Trizeps-Dip (siehe S. 47). Versucht nun so viele Dips wie möglich zu machen. Arbeitet ruhig mit mehreren Sätzen (z.B. Best-of-3). Solltet ihr bereits auf Level 2 oder 3 trainieren, passt eure Beinposition an euer Trainingslevel an. Zum Trainingsvideo:

Challenge 20: die Knee-Grab-Challenge (ab der 4. Trainingswoche)
Wer von euch schafft die meisten Knee Grabs? Absolviert die Challenge auf dem Level, auf dem ihr trainiert (siehe S. 55 ff). Zum Trainingsvideo:

Wie du siehst, habe ich in den Challenges neben bereits bekannten Übungen aus diesem Buch noch weitere Übungen dazu gepackt, die für Abwechslung im Trainingsalltag sorgen. Gerne kannst du diese Übungen ab der 12. Trainingswoche frei in deine Workouts einbauen. Beachte lediglich, dass du auch bei diesen Übungen in deinem persönlichen Level – 1, 2 oder 3 – trainierst.

Die Challenges lassen sich beliebig erweitern. Hast du oder deine Freundin eine Lieblingsübung, die nicht in den von mir skizzierten Challenges vorkommt? Macht einfach eure eigene Challenge daraus!
Gerne könnt ihr eure Ideen in der Facebook-Gruppe facebook.com/20TOSHAPEWOMANFIT posten und andere damit inspirieren.

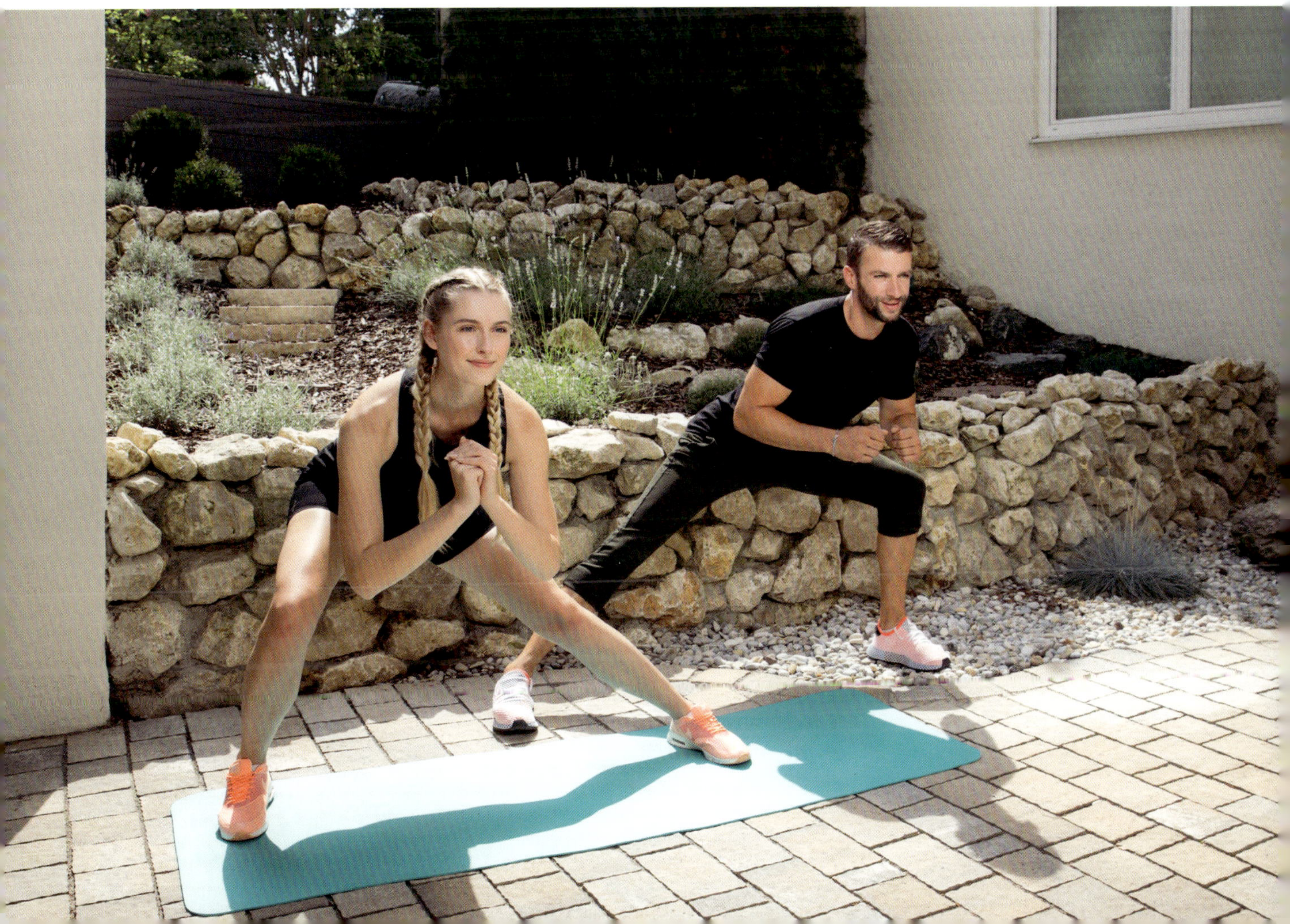

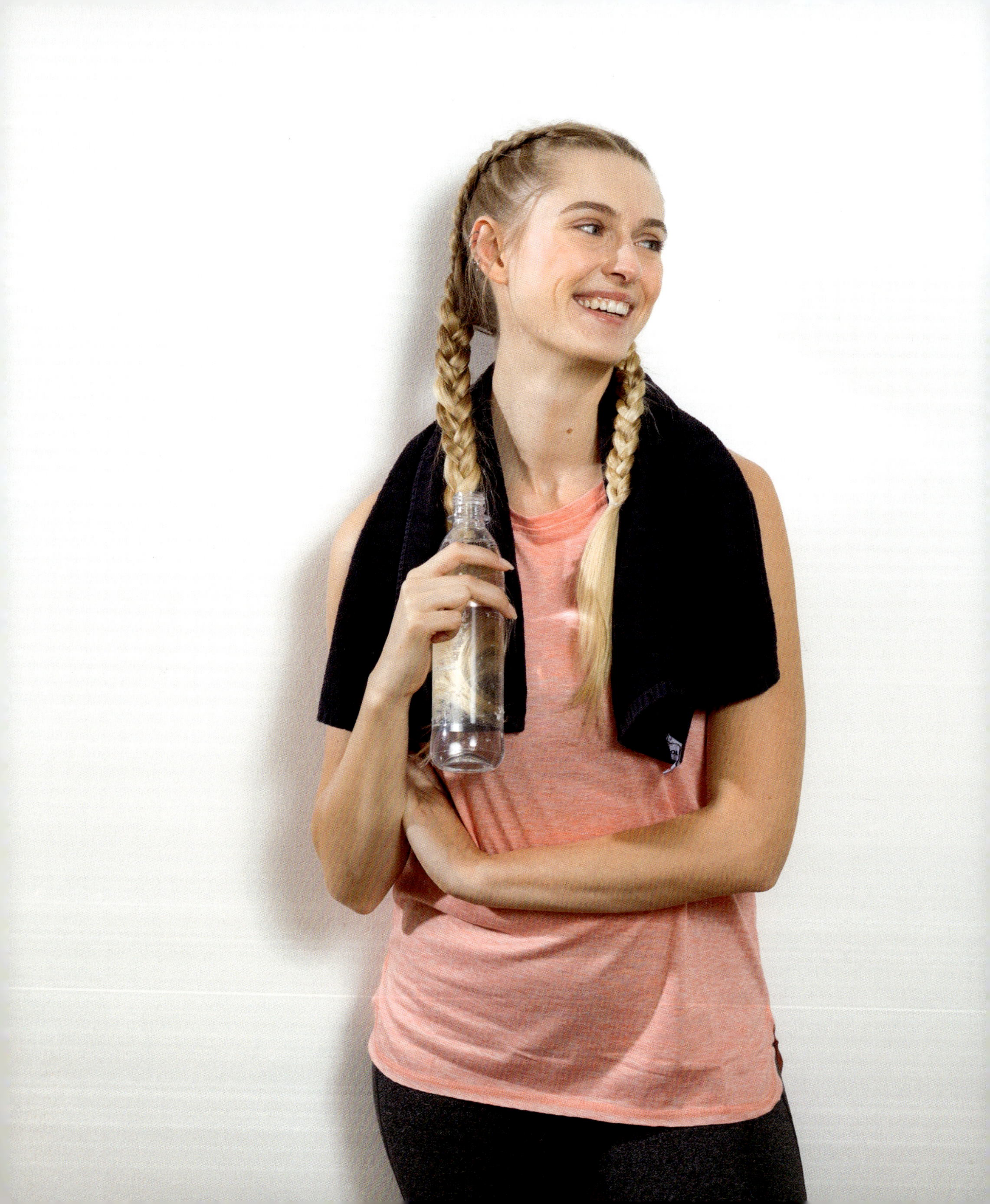

DEINE GESUNDHEIT

TIPPS, REZEPTE & ABNEHM-BOOSTER

DAS DIÄTEN-MISSVERSTÄNDNIS

INDUSTRIELL VERARBEITETE LEBENSMITTEL

Zu viel zuckerhaltige Nahrungsmittel, Weißmehl und chemische Zusatzstoffe führen zur Übersäuerung. Es fallen Säuren und Gifte in schädlichen Mengen an. In den „modernen" verarbeiteten Nahrungsmitteln sind ausgleichende Basen in Form von natürlichen Mineralstoffen und Spurenelementen kaum noch vorhanden. Um die Säuren zu neutralisieren und auszuscheiden, wird vermehrt Kalzium unseren körpereigenen Strukturen wie Blutgefäßwänden, Knochen, Zähnen und Haaren entzogen. Die Haut wird fahl, die Haare werden brüchig. Sind die Säuremengen zu groß, bleibt kein anderer Ausweg als die Ablagerung der nicht ausscheidbaren Schadstoffe. Es kommt zur Verschlackung in Blutgefäßen, Muskeln, Gelenken, Bindegewebe (Cellulite), Gehirnzellen und Fettgewebe. Diese Schlackendepots sind Auslöser verschiedener Krankheiten und machen sich natürlich auch auf der Waage bemerkbar.

WAS EINE AUSGEWOGENE ERNÄHRUNG IN DEINEM KÖRPER BEWIRKT

SCHLUSS MIT HUNGERKUREN

Du willst fit und schön sein und dich in deinem Körper einfach wohlfühlen? Dann habe ich eine gute Nachricht für dich: Du brauchst dafür keine Hungerkuren zu machen. Ich verwende den Begriff Diät in diesem Zusammenhang mit Absicht nicht, da er in der heutigen Zeit eigentlich irreführend verwendet wird. Eine Diät ist nichts anderes als die Bezeichnung einer bestimmten Ernährungsform. So gibt es Diäten zur Vorbeugung und Behandlung von Krankheiten wie beispielsweise eine laktosefreie Diät. Die Diät hat also primär gar nichts mit dem Abnehmen zu tun, sondern beschreibt nur, wie wir uns ernähren. Dass der Begriff jedoch zum Synonym fürs Darben und Hungern geworden ist, verdanken wir zahlreichen Ratgebern und Programmen, die unter dem Deckmantel des Diätbegriffs ihre Ernährungsphilosophien anpreisen. Dabei ist eine gesunde Ernährung, die zusammen mit ausreichend Bewegung über kurz oder lang zu einem normalen Gewicht führt, kein Hexenwerk. Der wichtigste Tipp dazu: Setze bei deiner Ernährung konsequent auf natürliche, nicht **industriell verarbeitete Lebensmittel.** Genau wie dein Training sollte auch deine Ernährung möglichst abwechslungsreich sein, um deinen Körper mit allen Nährstoffen zu versorgen, die er braucht. Solltest du das Training auch aus dem Grund begonnen haben, um Gewicht zu reduzieren, möchte ich dir im Folgenden ein paar interessante physische Zusammenhänge erklären. Sie sollen dir helfen, deinen Körper besser zu verstehen, und dich motivieren, an einer ausgewogenen Ernährung und deinem Sportprogramm festzuhalten. Nach kurzer Zeit wird es einfacher werden.

MUSKELZELLE SCHLÄGT FETTZELLE

Solange du mit meinem 20-to-Shape-Programm in Bewegung bist, arbeitest du permanent an deiner Gesundheit. Du förderst zum Beispiel immer wieder deine Sauerstoff-Aufnahme, deine Durchblutung und den Lymph-Fluss, der sehr wichtig für die Entgiftung und Entschlackung deines Körpers ist. Außerdem kurbelst du mit den Workouts deine Fettverbrennung an, dein Körperfett reduziert sich. Hinzu kommt noch, dass du durch das Training, das ich dir in diesem Buch anbiete, Muskeln aufbaust. Und da eine Muskelzelle mehr Energie verbraucht als eine Fettzelle, führt dies zu einem erhöhten Energieumsatz, selbst dann, wenn du gemütlich auf der Couch sitzt und dir eine verdiente Auszeit nimmst.

NICHT WENIGER, SONDERN SMARTER ESSEN

Ich bin fest davon überzeugt, dass die Wahl der Lebensmittel einen großen Einfluss auf den Zustand und auf viele Vorgänge in unserem Körper und Gehirn hat. Wie wir uns fühlen, wie leistungsfähig und gesund wir sind und sogar unsere Schönheit und Resistenz gegenüber Alterungsprozessen hängen ganz entscheidend damit zusammen, was auf unserem Speiseplan steht. Sicher hast du in Zeitschriften schon von Superfood gelesen oder dich mit Freundinnen darüber ausgetauscht. Wenn man von Superfood spricht, dann meint man Lebensmittel, die außergewöhnlich reich an Vitaminen, Proteinen oder anderen Nährstoffen sind. Sie wirken sich daher besonders positiv auf Prozesse in deinem Körper aus. Manche wirken entgiftend und entschlackend (zum Beispiel Rucola, Brokkoli, Koriander oder grüne Kaffeebohnen), andere halten uns jung und gesund (zum Beispiel Aronia- oder Acai-Beeren, die freie Radikale in unserem Körper abfangen und den oxidativen Stress reduzieren, der mit dem Altern und verschiedenen Krankheiten in Zusammenhang gebracht wird). In Zukunft solltest du also nicht weniger, sondern vor allem smarter essen.

ISS NICHTS, WAS DICH SAUER MACHT

Eine Übersäuerung deines Körpers macht dich müde, lässt dich fahl aussehen und sorgt für die Ablagerung von giftigen Stoffen in Körperfettzellen, sogenannten Depots, die sich natürlich auch auf der Waage bemerkbar machen. Zu viel zuckerhaltige Nahrungsmittel, Weißmehl und chemische Zusatzstoffe, wie sie häufig in Fertiggerichten und Fast Food zu finden sind, können zu einer Übersäuerung deines Körpers führen. Wenn du außerdem Kohlenhydrate und Fette in deinen Mahlzeiten regelmäßig kombinierst, wie etwa bei einem Weißmehlbrötchen mit Fleischsalat, einer Pizza oder Pommes frites, wird durch die **kohlenhydratbedingte Insulinausschüttung** das Fett besonders einfach in deine Zellen geschleust und dort gespeichert. Ein hoher Blutzuckerspiegel hat stets als Reaktion einen hohen Insulinspiegel zur Folge. Insulin ist ein sogenanntes Speicherhormon. Es greift sich – bildhaft gesprochen – jegliches Fett, das gerade zeitgleich in deinem Körper unterwegs ist, und speichert es in Pölsterchen.

Um deinen Säure-Basen-Haushalt ins Gleichgewicht zu bringen, empfehle ich stattdessen eine Ernährung, die vorwiegend aus Gemüse, Salat, Obst, frischen Kräutern, Pilzen und naturbelassenen Nussen (sie enthalten gesunde sogenannte essenzielle Fettsäuren) besteht. Wenn du Kohlenhydrate (Nudeln, Brot, Pommes frites) durch andere Beilagen wie zum Beispiel Gemüse oder eiweißreichen Fisch ersetzt, ist deine Insulinausschüttung nach dem Essen viel geringer. Das Fett bleibt dadurch länger in deinem Blutkreislauf, sodass es primär zur Energiegewinnung herangezogen wird, statt als Depotfett gespeichert zu werden.

BEAUTY BOOSTER FOOD

Wahre Schönheit kommt von innen – du kannst sie sogar essen. Deine Ernährung wirkt sich direkt und indirekt auf dein Aussehen aus. Das beginnt bei überflüssigen Pfunden durch zu viel Konsum von Zucker, Fertig- und Weißmehlprodukten, zieht sich über eine schlaffe und faltige Haut durch Wassermangel und endet bei einem blassen Teint aufgrund eines Eisenmangels. Ebenso wirkt sich die Ernährung unmittelbar auf die Lebensqualität aus, eine ausgewogene und gesunde Ernährungsweise steigert diese. Wenn dein Körper mit sämtlichen wichtigen Nährstoffen versorgt wird, fühlst du dich fitter, energiegeladener und stärker. Du bist ausgeglichener, gelassener und blickst positiv in die Zukunft. Diese positive Grundhaltung wirkt sich unmittelbar auf deine Ausstrahlung aus, womit wir wieder bei der inneren Schönheit wären. Dein soziales Umfeld nimmt dich glücklich, selbstbewusst und sympathisch wahr. Dadurch baust du Selbstvertrauen auf und das wiederum kann sogar deinen beruflichen Erfolg steigern. Jeder hat also die Wahl, ob man mit seiner Ernährung sein Aussehen und Auftreten positiv beeinflussen möchte. Schlussendlich kommt es darauf an, dass man sich in seinem Körper wohlfühlt.

DIE KOHLENHYDRATBEDINGTE INSULINAUSSCHÜTTUNG

Wie funktioniert das? Die mit der Nahrung aufgenommenen Kohlenhydrate werden in Einfachzucker (Glukose) aufgespalten. Diese Zuckermoleküle gehen ins Blut und anschließend in die Zellen über, wo sie dann als Energiequelle dienen. Führen wir unserem Körper viele Kohlenhydrate zu, wird das Hormon Insulin zur Regulierung des Blutzuckerspiegels ausgeschüttet. Ist mehr Glukose im Blut vorhanden, als von den Zellen benötigt wird, wird es in einer Speicherform in Muskel- und Fettzellen (Fettdepot) gelagert. Je mehr Zucker im Blut vorhanden ist, desto mehr Insulin wird vom Körper ausgeschüttet und umso mehr Fett wird eingelagert. Dies führt bei einem Kalorienüberschuss zu Übergewicht.

ISS DICH SCHÖN

NAHRUNGSMITTEL, DIE DICH SCHÖN MACHEN

- **Wasser:** Beim Wasser kommt es vor allem auf die Menge an. Mindestens zwei bis drei Liter Wasser pro Tag solltest du trinken, gerne mit etwas Zitronensaft und frischem Ingwer zur Entschlackung. Im Sommer oder wenn du viel Sport treibst und somit vermehrt Flüssigkeit durch Schwitzen verlierst, darf es sogar noch ein wenig mehr sein. Wasser macht die Haut praller und mindert dadurch Falten sowie Dellen, beispielsweise durch Cellulite. Gleichzeitig schwemmt es Giftstoffe aus und reduziert Hautunreinheiten sowie Akne.

- **Feldsalat:** Feldsalat weist große Mengen an Folsäure auf, welche nicht nur während einer Schwangerschaft immens wichtig ist, sondern auch für eine schöne Haut. Sie hilft bei der Hautreparatur, macht diese dehnbarer, glatter und schlichtweg schöner. Zudem ist Feldsalat ein wichtiger Eisenlieferant. Dadurch unterstützt er den Körper bei der Blutbildung. Er sorgt also indirekt für einen frischen und rosigen Teint ohne Augenringe.

- **Karotten:** Betacarotin fördert die Zellerneuerung der Haut und wirkt dadurch Falten entgegen. Weiterhin sorgt es für einen strahlenden Teint und hilft gegen trockene Haut und kann Cellulite reduzieren. Wie der Name vermuten lässt, ist Betacarotin vor allem in Karotten enthalten, aber auch in Melonen, Tomaten sowie Aprikosen.

- **Nüsse:** Du hast Lust auf einen Snack, und Süßigkeiten wären jetzt besonders verlockend? Nüsse stellen eine gesunde sowie leckere Alternative dar. Egal ob Mandeln, Walnüsse oder Macadamianüsse: Sie alle enthalten gesunde Fette ebenso wie Vitamine, Ballaststoffe und Mineralien. Sie liefern beispielsweise Magnesium, Vitamin E, Eisen oder Kalzium. Dadurch wirken sie sich positiv auf die Hautelastizität aus, lassen diese praller sowie glatter und durch das enthaltene Eisen auch rosiger wirken.

- **Kräuter:** Mit Kräutern werlest du deine Gerichte nicht nur geschmacklich auf, sondern tust auch etwas für deine Gesundheit. Basilikum und Minze wirken beispielsweise entzündungshemmend und beugen dadurch Hautunreinheiten vor. Basilikum regt weiterhin das Haarwachstum an, hilft gegen Akne und reduziert Falten. Pfefferminztee hilft dem Körper beim Entschlacken und ist dadurch ebenfalls ein beliebtes Hausmittel gegen Akne. Viele dieser Kräuter lassen sich auch einfach zu Hause züchten bzw. in einem Pflanztopf halten.

- **Süßkartoffeln:** Noch vor wenigen Jahren waren Süßkartoffeln in Deutschland wenig verbreitet, doch mittlerweile gewinnen sie zunehmend an Beliebtheit. Das ist auch gut so, denn die süßen Geschwister der klassischen Kartoffel sind prall gefüllt mit wertvollen Nähr- und Vitalstoffen. Sie enthalten hochwirksame Antioxidantien, die freie Radikale einfangen und somit einen natürlichen Schutzschild gegen Umwelteinflüsse bieten. Sie schützen die Haut vor Zellschädigungen und beugen Falten vor.

- **Avocado:** Leider ist die grüne Frucht nicht gerade günstig, dafür aber jeden Cent wert. Avocados sind nicht nur lecker und unglaublich gesund (sie enthalten viel ungesättigte Fettsäuren und Kalzium), sie festigen auch durch den hohen Gehalt an Vitamin E das Bindegewebe und beugen Pigmentflecken, Cellulite sowie Dehnungsstreifen vor.

- **Rucola:** Die gute alte Rauke ist ein wichtiger Lieferant für Vitamine aus der B-Gruppe. Dadurch verhindert sie das Brechen von Nägeln sowie Haaren und sorgt allgemein für eine schönere Haarpracht.

ANTI AGING FOOD

Oxidativer Stress macht alt. Die zellbiologische Grundursache für das Altern ist die Zerstörung von Zellstrukturen durch freie Radikale. Ein Teil dieser hochreaktiven Substanzen entsteht im ganz normalen Stoffwechsel in deinen Zellen, zum Beispiel bei der Energiegewinnung. Weitere Radikale gelangen über Umweltgifte oder auch das Rauchen in unseren Körper. Die hochaggressiven Moleküle beschleunigen die Lebensuhr unserer Zellen. Zum Glück sind Antioxidantien in der Lage, diesen Reaktionsmechanismus zu unterbrechen. Wirksame Antioxidantien sind Beta-Carotin (die Vorstufe von Vitamin A), die Vitamine C und E sowie das Spurenelement Selen. Aber auch das Coenzym Q10, Folsäure, OPC und Beta Glucane sind geeignete Kandidaten, wenn es darum geht, Alterungsprozessen entgegenzuwirken. Diese Stoffe sind wiederum in bestimmten Lebensmitteln, insbesondere in frischem Obst, Gemüse und Kräutern enthalten.

Nährstoffe, die dich jung halten

- **Coenzym Q10:** Das Coenzym Q10 besitzt starke antioxidative Eigenschaften. Diese schützen das Herz-Kreislauf-System vor Schädigung durch freie Radikale. Insbesondere dunkles Fleisch und Innereien von Tieren, die auf nährstoffreichen Weiden grasen, sind wertvolle Q10-Lieferanten. Außerdem ist viel wertvolles Q10 in Sesamöl, Sesamsamen, Erdnüssen, Makrelen, vollwertigen Sojabohnen, Walnüssen, Pistazien, Spinat und Brokkoli enthalten.

- **Folsäure:** Zu hohe Werte an Homocystein, einem Stoffwechselzwischenprodukt, erhöhen das Risiko für Arteriosklerose, Schlaganfall und Herzinfarkt. Hier kann Folsäure einen wertvollen Beitrag zum Schutz der Gefäße leisten, denn Folsäure gilt als Gegenspieler des schädlichen Homocysteins. Experten bescheinigen der Folsäure die Fähigkeit, den Homocysteinspiegel zu regulieren. Folsäure spielt damit eine zentrale Rolle, wenn es um den Kampf gegen Herz-Kreislauf-Erkrankungen geht. Folsäure ist hauptsächlich im Inneren der Zellen aktiv und damit an allen Wachstums- und Heilprozessen beteiligt. Folsäurequellen aus dem Tierreich sind Rinderleber, Eigelb, Milch, Käse und Milchprodukte. Pflanzliche Folsäurelieferanten sind dunkelgrüne Blattgemüse, Salat, Bohnen, Spargel, Weißkohl, Rosenkohl, Spinat, Brokkoli, Tomaten, Karotten, Orangensaft, Vollkornprodukte, Weizenkeime und Nüsse.

- **OPC:** OPC steht für „Oligomere Proanthocyanidine" und bezeichnet eine Klasse von sekundären Pflanzenstoffen. Die bekanntesten OPC-haltigen Pflanzenextrakte sind Ginkgo biloba, Resveratrol (rote Weintraube), Pinienrindenextrakt und Traubenkernextrakt. Sie kommen in Rotwein, roten Weintrauben (Schalen), Heidelbeeren, Äpfeln und Erdbeeren vor. OPC wirkt als Antioxidans positiv insbesondere auf die Haut, die Augen, das Immunsystem und sogar auf den Hormonhaushalt.

- **Beta Glucane:** Beta Glucan ist ein langkettiges Zuckermolekül (Polysaccharid), welches hauptsächlich in den Zellwänden von Hafer, Gerste und Pilzen vorkommt. In dem aus dem chinesischen Heilpilz Maitake gewonnenen Extrakt liegen Beta-D-Glucane in ihrer reinsten und auch bioaktivsten Form vor. Beta Glucane tragen bei einer täglichen Aufnahme zur Aufrechterhaltung eines normalen Cholesterinspiegels bei und sorgen dafür, dass der Blutzuckerspiegel nach der Mahlzeit weniger stark ansteigt.

KÖRPERPFLEGE VON INNEN

Ganz gleich, für welche Nahrung du dich entscheidest, sie kommt in deinem Verdauungstrakt mit den dort lebenden Mikroorganismen und Bakterien – der sogenannten Mikroflora – in Kontakt und beeinflusst deren Milieu. Die Mikroflora in deinem Verdauungstrakt hat einen bedeutenden Einfluss darauf, ob du glücklich oder deprimiert, aktiv oder lethargisch, gesund oder krank bist. 80 Prozent aller Abwehrreaktionen unseres Immunsystems laufen im und um den Darm ab, denn der Großteil der Immunzellen hat im Dünn- und Dickdarm seinen Sitz. Außerdem befinden sich im Darm mehr Nervenbotenstoffe für dein psychisches Wohlbefinden als in deinem Gehirn. Die Ausbildung von Übergewicht, Diabetes oder Depressionen sind unter anderem mit der Bakterien-Besiedlung im Darm gekoppelt. Denn die Mikroflora im Verdauungstrakt kann die Entstehung von Krankheiten fördern oder verhindern. Entscheiden wir uns für eine fettreiche und ballaststoffarme Ernährung, fördern wir dadurch Milieufaktoren, die Krankheiten eher begünstigen. Für unsere Gesundheit hingegen ist eine vitalstoffreiche Nahrung förderlich, die wenig Fett enthält, dafür aber reich an komplexen Kohlenhydraten (also Mehrfachzucker, zum Beispiel in Vollkornprodukten, die langsamer gespalten werden und dadurch länger verweilen) und Ballaststoffen sowie an Mineralstoffen, Spurenelementen und Vitaminen ist. Damit schaffen wir günstige Voraussetzungen für eine ausgeglichene Mikroflora. Eine Darmsanierung, zum Beispiel mit einer Darmkur, kann dir nach Phasen längerer Krankheit, nach einer Antibiotika-Behandlung oder einer Phase mit überwiegend fettreicher Ernährung helfen, in deinem Darm wieder neue, gute Darmbakterien anzusiedeln. Falls du eine dieser Phasen gerade hinter dir hast, ist oft erst eine Darmsanierung die Voraussetzung dafür, dass dein Körper wieder vermehrt Vitalstoffe aufnehmen kann. Außerdem ist er dann auch wieder bereit, überflüssiges Gewebewasser und Fett, das abgelagerte Säuren und Schadstoffe gebunden hat, abzubauen.

NAHRUNGSERGÄNZUNGSMITTEL

Zusätzliche positive Effekte auf dein Wohlbefinden und deine Gesundheit kannst du mit Nahrungsergänzungsstoffen erreichen. Hier gibt es Anbieter mit hochwirksamen Produkten, deren Rezepturen aus erlesenen natürlichen Inhaltsstoffen bestehen. Bitte achte darauf, dass du Produkte nutzt, die sich leicht in deinen Tagesablauf integrieren lassen und die du längerfristig in deine Ernährung integrieren möchtest. Produkte, die nicht schmecken oder die dir unangenehm sind, weil sie zum Beispiel in Form von Pulvern oder Pillen angeboten werden, kannst du ruhig skeptisch begegnen. Auch rate ich von isolierten Inhaltsstoffen eher ab, weil sie häufig zu hoch dosiert sind oder vom menschlichen Körper in der dargereichten Form gar nicht verwertet werden können. Anbieter, deren Rezepturen auf den neusten Forschungsergebnissen zu sekundären Pflanzenstoffen beruhen, nutzen für ihre Produkte ganze Früchte und bieten Mixturen an, deren Inhaltsstoffe sorgfältig aufeinander abgestimmt sind und deinen Körper ganzheitlich unterstützen.

MEINE ABNEHM-BOOSTER – HACKS, DIE DIR BEIM ABNEHMEN HELFEN KÖNNEN

Nichts ist besser für deinen Körper als eine ausgewogene und gesunde Ernährung aus natürlichen Zutaten und ausreichend Bewegung. Dennoch gibt es manchmal Situationen, in denen man ganz gezielt und schnell abnehmen möchte. Damit das Lieblingskleid wieder richtig sitzt, damit man sich am Strand im Bikini wohlfühlt oder einfach nur, weil man in den ein, zwei Wochen zuvor nicht so sehr auf seine Ernährung geachtet hat, und wieder in die Form kommen möchte, in der man war. Für diese Fälle können meine Abnehm-Booster wahre Helfer sein. Du solltest mit diesen Abnehm-Hacks wirklich nur dann arbeiten, wenn du mit deinem Gewicht unzufrieden bist und kurzfristig etwas dagegen machen möchtest. Arbeite mit den Hacks maximal eine Woche und kehre dann zu einer ausgewogenen Ernährung zurück.

HACK 1: ISS EINE WOCHE LANG NICHTS MEHR NACH 17 UHR

Bei diesem Hack machen wir uns das Prinzip des intermittierenden Fastens zunutze. Mittlerweile nutzen immer mehr Menschen das Prinzip einer sehr langen Essenspause am Tag, da es im Körper selbstheilende Prozesse auslöst. Hat man sich an die Pause gewöhnt, fühlt man sich zudem energiegeladener und wacher. Je nachdem, wann du frühstückst, machst du bei diesem Hack vor dem Frühstück zwischen 14 und 15 Stunden Pause mit dem Essen. Das heißt: Die 3. Mahlzeit, das Abendessen sollte bis spätestens 17 Uhr eingenommen werden. Der Vorteil hier: Am Abend braucht der Körper in der Regel keinen großen Energieschub mehr. Schließlich soll er sich von den Strapazen des Tages erholen und beim Schlafen nicht noch mit der Verdauung beschäftigt sein. In deinen Essenspausen solltest du lediglich ausreichend trinken (Wasser sowie ungesüßte Tees oder ungesüßten Kaffee).

HACK 2: ISS EINE WOCHE LANG NICHTS VOR 13 UHR

Auch hier nutzen wir das Prinzip des intermittierenden Fastens, das auch als Intervallfasten bekannt ist. Je nachdem, wann du zu Abend isst, kommst du bei dieser Methode, bei der du vor 13 Uhr nichts zu dir nimmst, sogar auf bis zu 17 Stunden Essenspause. Dieser Hack eignet sich besonders gut für Menschen, die ohnehin kaum oder wenig frühstücken. Andere, die das Frühstück unbedingt als Energie-Booster brauchen, sollten es besser mit Hack 1 oder einem anderen Hack versuchen.

HACK 3: ERNÄHRE DICH VIER TAGE KOMPLETT ZUCKERLOS

Klingt einfach, ist es aber gar nicht. Denn vor allem in industriell verarbeiteten Lebensmitteln versteckt sich jede Menge Zucker. Ob das nun in der Wurst, einem Cappuccino-Pulver oder den Gewürzgurken ist. Selbst dem Versprechen „ohne Zuckerzusatz" kann man nicht trauen, da viele Hersteller statt Zucker auf andere Süßungsmittel zurückgreifen. Wenn du dich vier Tage lang komplett zuckerlos ernähren möchtest, musst du in der Regel jede deiner Mahlzeiten aus natürlichen Zutaten selbst kochen. Nur so hast du die volle Kontrolle darüber, was letztendlich in deinem Essen steckt. Zuckerlos bedeutet übrigens auch den Verzicht auf Obst, in dem Zucker in Form von Fructose steckt. Wichtig ist daher, in diesem Hack viel Gemüse zu sich zu nehmen, um den Bedarf an Vitaminen und Mineralstoffen zu decken.

HACK 4: ISS EINE WOCHE LANG KEINE KOHLENHYDRATE NACH 16 UHR

Um das Thema Low-Carb-Ernährung ist seit einigen Jahren ein rechter Hype ausgebrochen. Dieser wird jedoch von zahlreichen Missverständnissen begleitet. Der wichtigste Irrtum: Unser Körper braucht Kohlenhydrate. Ohne sie kann er nicht überleben. Kohlenhydrate sind also per se nicht schlecht. Allerdings gibt es gute und weniger gute Kohlenhydrate. Vor allem Zucker und Weißmehlprodukte, die vom Körper schnell aufgenommen werden und deinen Blutzuckerspiegel in die Höhe jagen, sind nicht gut für deinen Körper. Greife stattdessen verstärkt zu Vollkornprodukten oder Hülsenfrüchten. Mit dem Verzicht auf Kohlenhydrate nach 16 Uhr zwingst du deinen Körper, sich seine Energie aus anderer Quelle zu holen. Hier wird er dann in den Fettdepots fündig. Ein Kohlenhydratmangel geht oft mit großem Appetit einher. Ich empfehle dir daher, beim kohlenhydratfreien Abendessen eine richtig große Portion Gemüse zu essen, die dich vor allem durch ihr Volumen ordentlich satt macht.

HACK 5: ISS 3 TAGE LANG NUR SO VIELE KALORIEN, WIE DEINEM GRUNDUMSATZ ENTSPRICHT

Abnehmen funktioniert nach einem ganz einfachen Prinzip: Nimm weniger Energie zu dir, als du verbrauchst. Somit verlierst du Gewicht. Um jedoch überhaupt in ein Kaloriendefizit zu kommen, musst du deinen Energieumsatz kennen. Dieser setzt sich zusammen aus dem Grundumsatz und dem Leistungsumsatz. Der Grundumsatz ist die Energie, die dein Körper braucht, um seine Grundfunktionen (Atmung, Verdauung, Blutkreislauf etc.) am Laufen zu halten. Der Leistungsumsatz ist die Energie, die du zusätzlich zum Grundumsatz durch Bewegung im Alltag, geistige Aktivität (zum Beispiel im Beruf) oder auch durch andere Faktoren wie Wachstum und Schwangerschaft verbrauchst. Deinen Grundumsatz kannst du ganz einfach mit der sogenannten **Harris-Benedict-Formel** berechnen. Suche einfach nach einem Online-Rechner und gib dort deine persönlichen Werte ein (Körpergröße, Körpergewicht, Alter), um deinen Grundumsatz zu bestimmen. Du solltest nicht mehr Kalorien täglich zuführen, als der errechnete Wert ergibt.

DIE GRUNDUMSATZ-FORMEL FÜR FRAUEN NACH HARRIS UND BENEDICT:
Grundumsatz =
655 +
(9,5 x Körpergewicht in kg) +
(1,9 x Körpergröße in cm) –
(4,7 x Alter in Jahren)

HACK 6: VERZICHTE EINE WOCHE LANG KOMPLETT AUF WEISSMEHLPRODUKTE

Wie bereits in Hack 4 beschrieben, liefern dir Weißmehlprodukte zwar schnell Energie, allerdings machen sie dadurch auch nicht so lange satt. Der Körper kann Weißmehl sehr schnell verstoffwechseln, da er es hier nur mit einer sehr einfachen Molekülstruktur zu tun hat, die leicht aufzuspalten ist. Bei einem Vollkornbrot benötigt der Körper für die Verwertung sehr viel länger, da hier eine komplexere Molekülstruktur (komplexe Kohlenhydrate) vorliegt. Die Folge: Im Gegensatz zu Weißmehlprodukten machen dich Lebensmittel aus Vollkorn (zum Beispiel Vollkornbrot) länger satt und lassen deinen Blutzuckerspiegel nicht so stark ansteigen. Wie oben im Kapitel „Iss nichts, was dich sauer macht" bereits beschrieben, ist vor allem die Kombination von Weißmehlprodukten und Fett in der Nahrung nicht zu empfehlen, da auf diese Weise in deinem Körper vermehrt Fett eingelagert werden kann. Verzichte daher einfach eine Woche lang auf Weißmehlprodukte und greife stattdessen auf Vollkorn, Hülsenfrüchte oder eine Extraportion Gemüse zurück.

HACK 7: ERNÄHRE DICH VIER TAGE LANG NUR VON GEMÜSESUPPE
Gemüse ist voller gesunder Nährstoffe, ist sättigend und bringt wenig Kalorien auf den Teller. Koche dir jeden Tag eine andere Gemüsesuppe, ansonsten hast du nach zwei Tagen die Nase von der Suppe voll. Mein Tipp: Achte auf feste Einlagen, also püriere die Suppen nicht vollständig. Nimmt der Körper nur flüssige Nahrung zu sich, hat man das Gefühl, nicht richtig satt zu sein, und man bekommt schneller wieder Appetit.

HACK 8: PROBIERE EINE WOCHE LANG JEDEN TAG EINEN ANDEREN ABNEHM-HACK
Ich empfehle dir, einfach jeden Hack wenigstens einmal auszuprobieren und zu schauen, welcher davon sich am besten in deinen Alltag einbauen lässt. Jeder Mensch ist verschieden. Der eine isst lieber am Abend, der andere in der Früh. Manchen fällt es leicht, komplett auf Zucker zu verzichten, andere kommen mit dem Gemüsesuppen-Hack gut klar. Um dir zu zeigen, wie du auf den verschiedenen Trainings-Leveln mit den Abnehm-Boostern arbeiten kannst, habe ich dir ein paar Beispielwochen erstellt. Es macht wenig Sinn, seinen Trainingstag innerhalb der Fastenzeit zu absolvieren, da du dich sonst im Training womöglich ohne Power fühlen wirst (und es auch bist, da deine Kohlenhydratspeicher leer sind und nicht primär zur Energiebereitstellung zur Verfügung stehen).

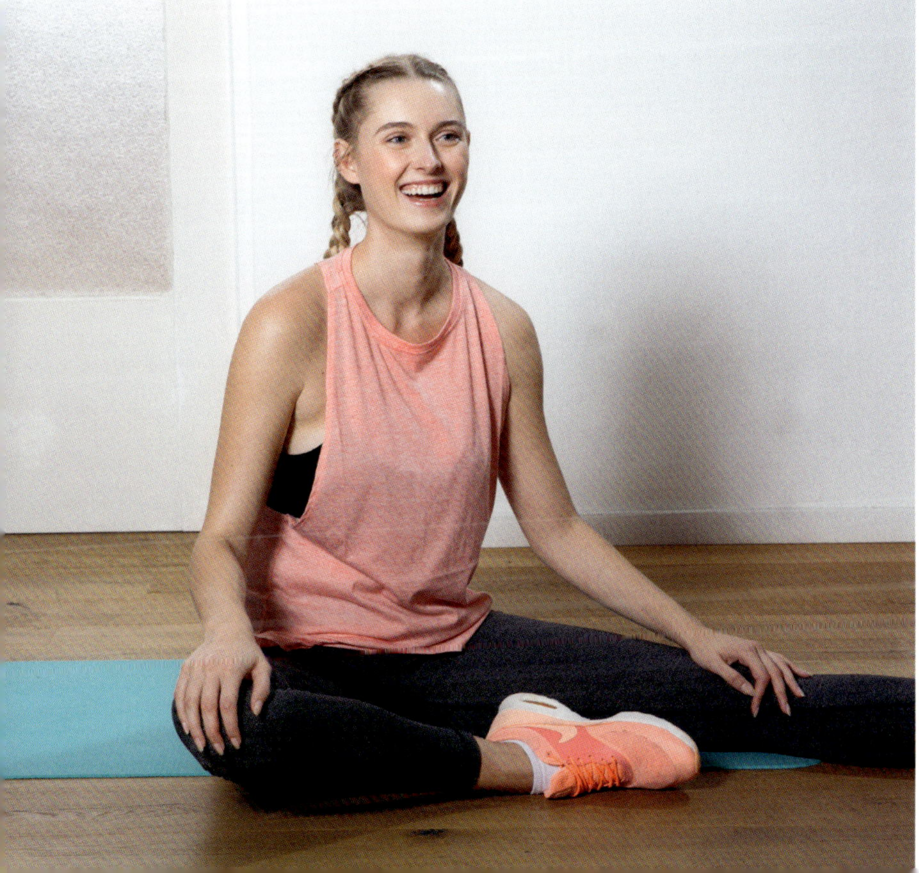

ABNEHM-BOOSTER – WOCHENPLÄNE FÜR JEDES LEVEL

	LEVEL 1	LEVEL 2	LEVEL 3
MONTAG	**Hack 2** kein Essen vor 13 Uhr	**Hack 1** kein Essen nach 17 Uhr	**Hack 2** kein Essen vor 13 Uhr
DIENSTAG	**Hack 3** kein Zucker	**Hack 6** keine Weißmehlprodukte	**Hack 5** Kalorien wie Grundumsatz
MITTWOCH	**Hack 7** den ganzen Tag lang nur Gemüsesuppe	**Hack 1** kein Essen nach 17 Uhr	**Hack 2** kein Essen vor 13 Uhr
DONNERSTAG	**Hack 2** kein Essen vor 13 Uhr	**Hack 6** keine Weißmehlprodukte	**Hack 5** Kalorien wie Grundumsatz
FREITAG	**Hack 1** kein Essen nach 17 Uhr	**Hack 1** kein Essen nach 17 Uhr	**Hack 2** kein Essen vor 13 Uhr
SAMSTAG	**Hack 5** Kalorien wie Grundumsatz	**Hack 7** den ganzen Tag lang nur Gemüsesuppe	**Hack 3** kein Zucker
SONNTAG	**Hack 5** Kalorien wie Grundumsatz	**Hack 7** den ganzen Tag lang nur Gemüsesuppe	**Hack 3** kein Zucker

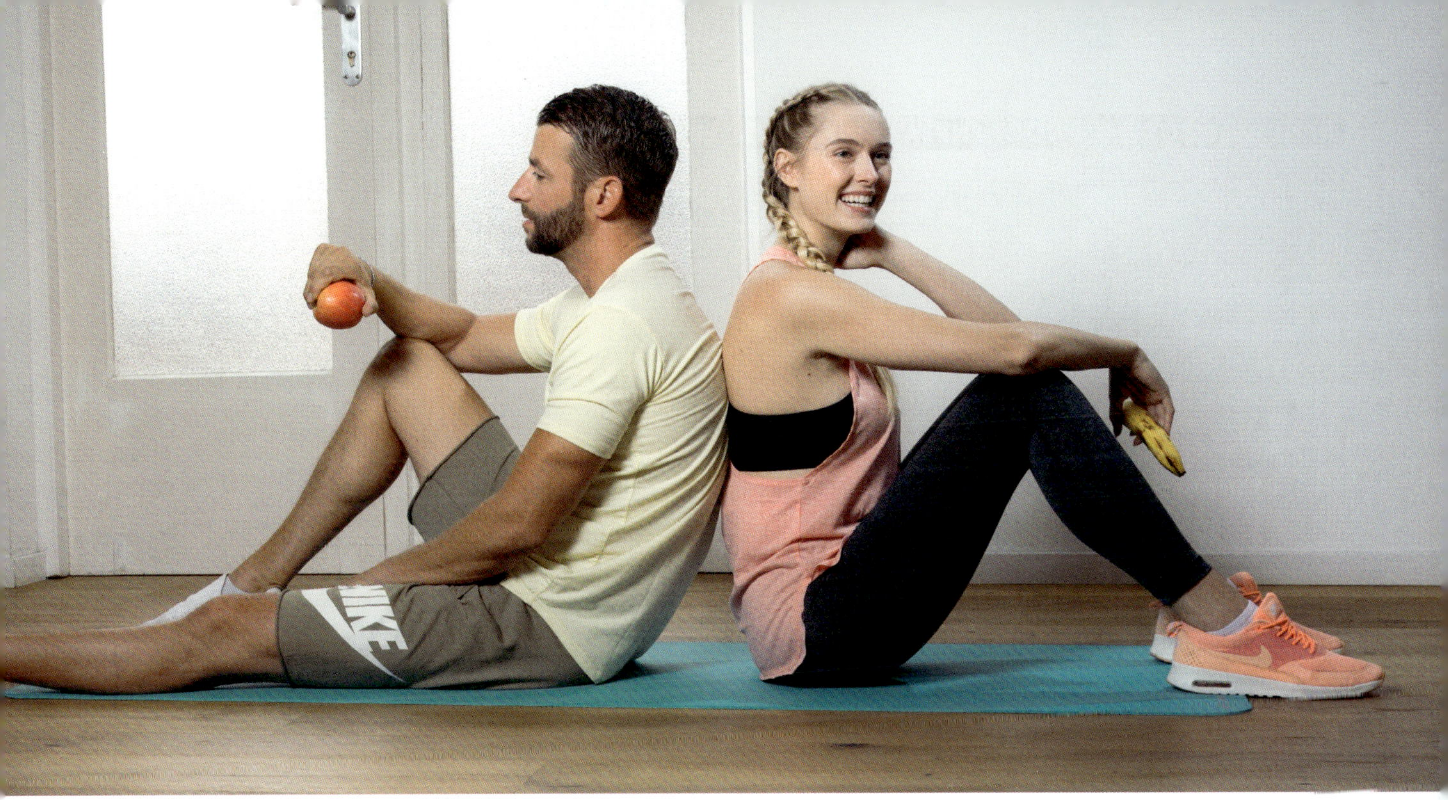

20 REZEPTE FÜR DEINE WOHLFÜHLFIGUR

Die folgenden 20 Rezepte zeigen beispielhaft, wie ich mir eine ausgewogene und gesunde Ernährung vorstelle. In den Rezepten stecken vor allem natürliche Zutaten mit vielen Nähr- und Vitalstoffen. Grundsätzlich bin ich kein Verfechter eines bestimmten Ernährungstrends wie etwa High Fat, Low Carb oder Paleo … Den einzigen Trendbegriff, mit dem ich etwas anfangen kann, ist das sogenannte Clean Eating. Dahinter verbirgt sich nichts weiter als das Kochen mit natürlichen unverarbeiteten Lebensmitteln. Denn genau für diese Lebensmittel ist unser Körper gemacht. Sie wirken positiv auf unser Wohlbefinden, auf unser Gemüt und auf unsere Gesundheit. Und sie schmecken auch richtig gut, wie du mit den folgenden Rezepten feststellen kannst. Viel Spaß beim Nachkochen!

NATÜRLICHER GENUSS

241 KALORIEN // 1 PERSON // 5 MIN.

VERY BERRY SMOOTHIE

ZUTATEN

1 gefrorene Banane

150 g gefrorene Waldfrüchte (Brombeeren, Heidelbeeren)

250 ml Haselnussmilch

1 EL Chiasamen

2 TL Hibiskusblütenpulver (gefriergetrocknet)

1 Handvoll frische oder gefrorene Früchte (Heidelbeeren, Himbeeren, Erdbeeren) als Topping

ZUBEREITUNG

1 Alle Zutaten, bis auf die Früchte fürs Topping, in einen Hochleistungsmixer geben und zerkleinern.

2 Den Smoothie anschließend in eine große Schale füllen, mit den restlichen Früchten dekorieren und genießen.

3 Deiner morgendlichen Kreativität sind bei meiner Frozen Smoothie Bowl keine Grenzen gesetzt. Du kannst sie auch wunderbar mit Nüssen, getrockneten Früchten, Kokosflocken, gepopptem Amarant oder Kakao-Nibs verfeinern.

TIPP

Du willst jederzeit die Möglichkeit haben, eine köstliche Smoothie Bowl zu genießen?
Dann einfach auf Vorrat mehrere Bananen schälen, vierteln und in einem luftdichten Behälter einfrieren. So weißt du immer, dass 4 Stücke einer Banane entsprechen, und du kannst dich ganz leicht gesund erfrischen.

310 KALORIEN // 2 PERSONEN // 20 MIN.

APFEL-HAFERFLOCKEN-PANCAKES

ZUTATEN

100 g Apfelmus ohne Zucker aus dem Glas

80 g Haferflocken

1 Ei

1 TL Backpulver

1 EL Ahornsirup

½ TL gemahlener Zimt

Meersalz

Mark 1 Vanilleschote

½ Apfel

2 TL Kokosöl

Außerdem

2 EL Ahornsirup

1 Handvoll Granatapfelkerne

½ Apfel, geschnitten

Orangenscheiben, nach Bedarf

ZUBEREITUNG

1 Apfelmus, Haferflocken, Ei, Backpulver, Ahornsirup, Zimt und 1 Prise Meersalz in einen Mixer geben. Die Vanilleschote längs aufschneiden, das Mark mit einem Messer herauskratzen und dazugeben. Alle Zutaten zu einem glatten Teig mixen.

2 Die Apfelhälfte fein reiben. Den Teig in eine Schüssel füllen, den geriebenen Apfel unterrühren und 1 Stunde ruhen lassen.

3 Aus dem Teig nach und nach 8 Pancakes backen. Dafür jeweils das Kokosöl in einer Pfanne mit 8–10 cm Durchmesser erhitzen. Den Teig mit einer Schöpfkelle in die Pfanne geben und bei mittlerer Hitze in 1–3 Minuten goldbraun backen, bis die Pancakes fest sind und sich von der Pfanne lösen lassen. Dann wenden und die andere Seite 1–3 Minuten backen.

4 Die Pancakes aus der Pfanne nehmen und auf zwei Tellern übereinanderschichten. Mit Ahornsirup und dem Obst genießen.

578 KCAL // 2 PERSONEN // 10 MIN.

OVERNIGHT-OATS MIT KAKAO-NIBS

ZUTATEN

100 g Haferflocken

½ TL Zimtpulver

300 ml Milch (1,5 % Fett, ersatzweise Pflanzenmilch)

2 kleine Bananen

100 g Himbeeren (frisch oder TK)

2 EL Mandelmus

2 EL Kakao-Nibs

Außerdem

2 Einmachgläser oder Schalen

ZUBEREITUNG

1 Die Haferflocken auf zwei Gläser aufteilen. Mit Zimtpulver bestreuen und jeweils die Hälfte der Milch darübergießen. Umrühren, das Glas verschließen und über Nacht im Kühlschrank quellen lassen.

2 Am nächsten Tag die Bananen schälen und in Scheiben schneiden. Tiefgekühlte Himbeeren ggf. auftauen lassen. Die Overnight-Oats mit Banane und Himbeeren belegen. Das Mandelmus darüberträufeln und mit den gehackten Kakao-Nibs bestreuen.

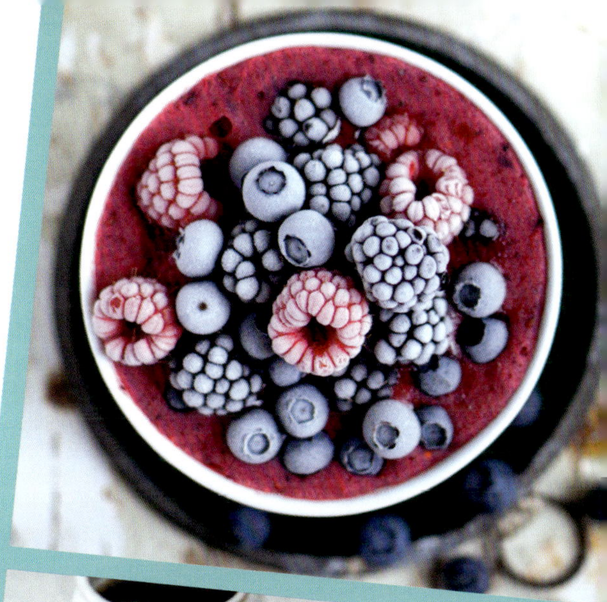

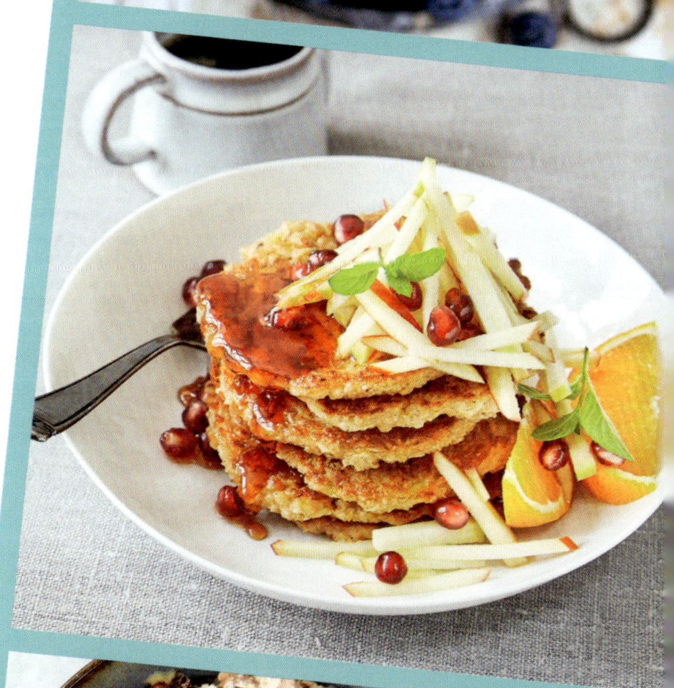

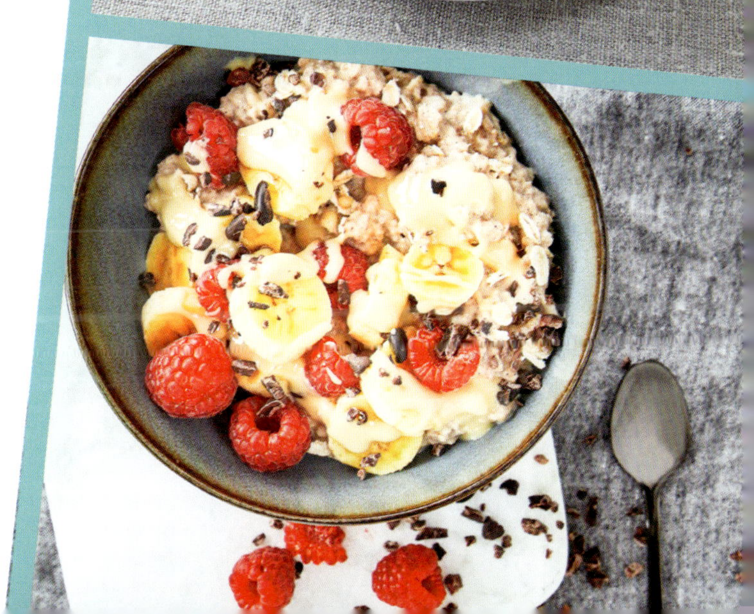

372 KCAL // 2 PERSONEN // 20 MIN.

OMELETT MIT PILZEN & BLATTSPINAT

ZUTATEN

100 g Pilze
½ Zwiebel
150 g Blattspinat
2 EL Olivenöl
Salz
Pfeffer
Muskatnuss
4 Eier
2 EL geriebener Parmesan

ZUBEREITUNG

1 Die Pilze putzen und in Scheiben schneiden. Die Zwiebel schälen und fein hacken. Den Blattspinat putzen, waschen und abtropfen lassen. In einer beschichteten Pfanne 1 Esslöffel Öl erhitzen und die Zwiebel anschwitzen. Die Pilze dazugeben und kurz anbraten. Den Blattspinat hinzufügen und zusammenfallen lassen. Mit Salz, Pfeffer und Muskatnuss würzen, alles herausnehmen und beiseitelegen. Entstandenes Wasser ggf. abgießen.

2 Die Eier mit Salz in einer Schüssel verquirlen. Die Pfanne auswischen, das restliche Öl erhitzen und die Eiermasse hineingeben. Zugedeckt bei schwacher Hitze etwa 7 Minuten stocken lassen. Die Pilzfüllung auf einer Hälfte verteilen, den Parmesan darauf verteilen und das Omelett zusammenklappen. Herausnehmen, mittig halbieren und sofort servieren.

403 KALORIEN // 2 PERSONEN // 35 MIN.

ORIENTALISCHER QUINOASALAT

ZUTATEN

100 g bunte Quinoa
Salz
1 gelbe Paprika
1 Granatapfel
100 g Baby-Blattspinat
2 EL geschälte Hanfsamen

Für das Dressing

2 EL Hanföl
2 EL Orangensaft
1 EL Aceto balsamico bianco
Salz
Pfeffer

ZUBEREITUNG

1 Die Quinoa in einem Sieb unter fließendem heißem Wasser abspülen. Mit 250 ml Salzwasser zum Kochen bringen und 20 Minuten zugedeckt bei schwacher Hitze köcheln lassen. 5 Minuten ausquellen lassen.

2 Die Paprika waschen, halbieren, von Samen und weißen Trennwänden befreien. In Streifen schneiden. Granatapfel halbieren und die Kerne aus dem Granatapfel herauslösen. Den Blattspinat waschen und trocken schütteln.

3 Für das Dressing alle Zutaten verquirlen.

4 In einer Schüssel Quinoa, Paprika, Granatapfel und Blattspinat vermischen. Das Dressing vorsichtig unterrühren. Mit den Hanfsamen bestreuen und servieren.

5 Zum Mitnehmen die Quinoa komplett abkühlen lassen. Danach mit den restlichen Zutaten mischen. Das Dressing extra verpacken. Bis zum Servieren kühl stellen.

257 KCAL // 2 PERSONEN // 20 MIN.

SCHARF GEFÜLLTE AVOCADO

ZUTATEN

2 Tomaten
2 Stiele Basilikum
½ rote Zwiebel
100 g Hüttenkäse fettreduziert
Chiliflocken
Salz, Pfeffer
2 Kopfsalatblätter
1 Avocado
Saft von ½ Limette

ZUBEREITUNG

1 Die Tomaten waschen, halbieren, vom Stielansatz befreien und klein würfeln. Das Basilikum waschen, trocken schütteln und fein hacken. Die Zwiebel schälen und fein hacken.

2 Alles in einer Schüssel mit dem Hüttenkäse verrühren und mit Chiliflocken, Salz und Pfeffer abschmecken.

3 Die Salatblätter waschen und trocken schütteln. Die Avocado halbieren und den Kern entfernen. Mit dem Limettensaft beträufeln.

4 Je 1 Avocadohälfte auf ein Salatblatt setzen und die Tomaten-Hüttenkäse-Salsa auf die Avocados verteilen. Sofort servieren.

TIPP
Wer will, kann das Ganze noch mit einem hart gekochten Ei oder einem Eiklar-Omelette ergänzen.

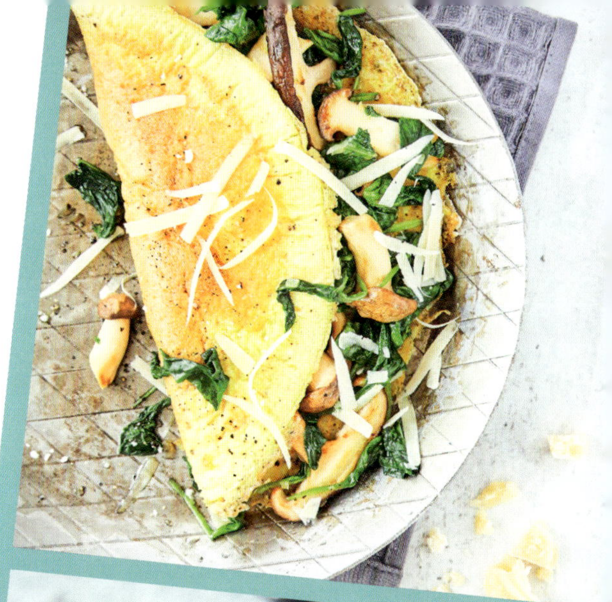

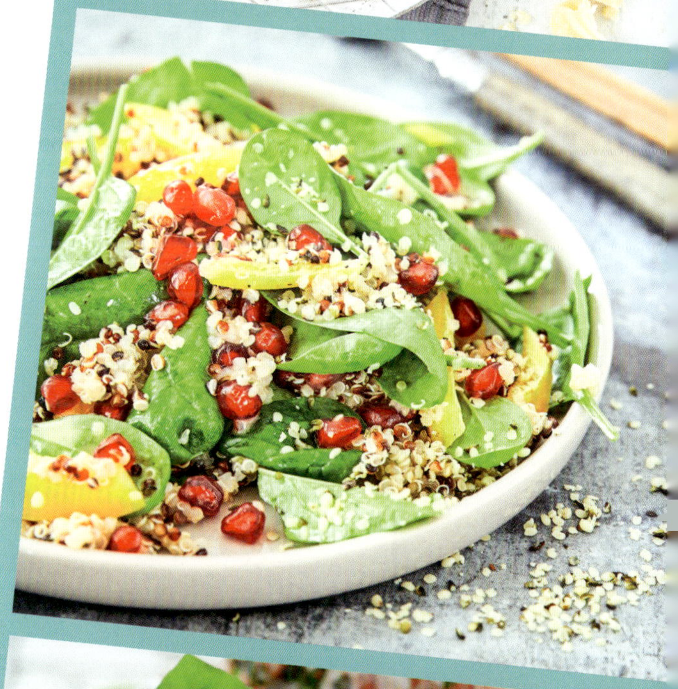

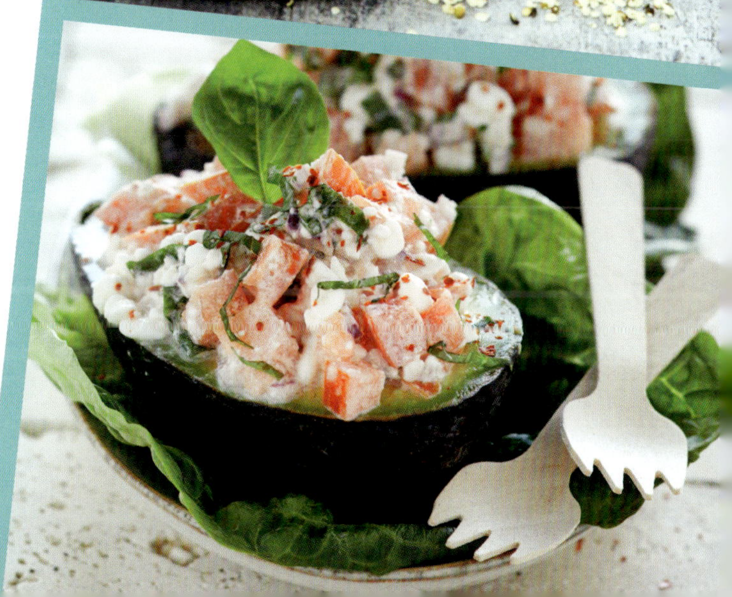

544 KCAL // 2 PERSONEN // 50 MIN.

BELUGALINSENSALAT MIT KÜRBIS UND GRAPEFRUIT

ZUTATEN

100 g Belugalinsen

Salz

2 Stangen Stauden-sellerie

300 g Hokkaido-Kürbis

1 kleine Zwiebel

2 EL Olivenöl

1 Pink Grapefruit

50 g Feldsalat

30 g Kürbiskerne

Für das Orangen-dressing

2 EL Walnussöl

2 EL Weißweinessig

50 ml Orangensaft

1 TL Dijonsenf

Salz

Pfeffer

ZUBEREITUNG

1 Die Belugalinsen in 200 ml leicht gesalzenem Wasser bei schwacher Hitze in 30–35 Minuten bissfest kochen. Abgießen und abtropfen lassen.

2 Den Sellerie und den Kürbis schälen und in 1 cm große Würfel schneiden. Die Zwiebel schälen und fein hacken. In einer Pfanne das Olivenöl erhitzen und die Zwiebel glasig anschwitzen. Das Gemüse dazugeben und in 5–6 Minuten bissfest anbraten.

3 Die Grapefruit filetieren. Den Feldsalat putzen, waschen und trocken schütteln.

4 Für das Dressing alle Zutaten miteinander verquirlen.

5 Die Linsen mit dem Orangendressing und dem gebratenen Gemüse vermischen.

6 Zum Mitnehmen den Linsensalat in ein geeignetes Gefäß schichten. Die Grapefruitfilets daraufgeben, den Feldsalat dazugeben und mit den Kürbiskernen bestreuen.

7 Zum Servieren alles miteinander vermischen.

62 KCAL // 8–10 STÜCK // 25 MIN.

ZUCCHINI-KAROTTEN-KÜCHLEIN MIT KRÄUTERQUARK

ZUTATEN

200 g Karotten

1 kleine Zucchini

2 Frühlingszwiebeln

1 kleine Knoblauchzehe

50 g Magerquark

2–3 EL Kichererbsenmehl

1 TL getrockneter Oregano

Salz, Pfeffer

3 EL Olivenöl

Für den Kräuterquark

200 g Magerquark

50 g Joghurt (1,5 % Fett)

Salz, Pfeffer

1 Bund Schnittlauch

Chiliflocken (nach Belieben)

ZUBEREITUNG

1 Die Karotten schälen und die Zucchini waschen und putzen. Beides grob raspeln. Die Frühlingszwiebeln waschen, putzen und in Ringe schneiden. Die Knoblauchzehe schälen und fein hacken. Alles in einer Schüssel vermengen. Magerquark und Kichererbsenmehl unterrühren. Kräftig mit Oregano, Salz und Pfeffer würzen.

2 In einer beschichteten Pfanne das Öl erhitzen und je 1 Esslöffel der Masse hineinsetzen. Bei mittlerer Hitze die Küchlein in 3–4 Minuten goldbraun anbraten, wenden und in 3–4 Minuten fertig braten.

3 Für den Kräuterquark den Quark mit dem Joghurt verrühren und mit Salz und Pfeffer würzen. Den Schnittlauch waschen, trocken schütteln, in Röllchen schneiden und unterheben. Nach Belieben mit Chiliflocken abschmecken.

4 Die Zucchini-Karotten-Küchlein mit dem Kräuterquark servieren.

TIPP
Bei Laktose-Intoleranz kannst du auch auf Sojaprodukte oder laktosefreie Varianten zurückgreifen.

600 KCAL // 2 PERSONEN // 20 MIN.

STEAK IM CHAMPIGNON-SALAT

ZUTATEN

1 Schalotte

1 Knoblauchzehe

1 kleines Bund Petersilie

250 g Champignons

2 EL Olivenöl

1–2 EL trockener Weißwein (oder Gemüsebrühe)

Salz

schwarzer Pfeffer aus der Mühle

2 Frühlingszwiebeln

100 g Salatmischung (z. B. Eichblattsalat, Feldsalat, Lollo rosso)

5 EL Pflanzenöl (z. B. Weizenkeim- oder Sonnenblumenöl)

1 Rindersteak (etwa 300 g, z. B. Entrecôte)

Saft von 1 Zitrone

Außerdem

roter Pfeffer zum Garnieren

ZUBEREITUNG

1 Die Schalotte und die Knoblauchzehe schälen und fein würfeln. Die Petersilie waschen, trocken schütteln, die Blättchen abzupfen und fein hacken. Die Champignons putzen und in feinblättrige Scheibchen schneiden.

2 Das Olivenöl in einer Pfanne erhitzen und darin Schalotten- und Knoblauchwürfel anschwitzen. Die Champignons hinzufügen und so lange braten, bis der Pilzsaft aufgesogen ist. Mit Weißwein beträufeln und mit Salz und Pfeffer würzen. Den Pfanneninhalt in eine Schüssel zum Abkühlen geben.

3 Die Frühlingszwiebeln putzen, waschen und fein würfeln. Die Salatmischung waschen und am besten in einer Salatschleuder trocken schleudern. 1 Esslöffel Pflanzenöl in einer Pfanne erhitzen und darin das Steak auf jeder Seite kräftig anbraten. Die Hitze reduzieren und das Fleischstück, je nach Dicke und gewünschtem Garzustand, 4–5 Minuten weiterbraten. Das Steak mit Salz und Pfeffer würzen, aus der Pfanne nehmen und in Alufolie zum Nachziehen packen.

4 Zitronensaft mit restlichem Pflanzenöl, der Hälfte der Petersilie sowie den Frühlingszwiebelwürfeln verrühren. Mit den Champignons und der Salatmischung locker vermengen und auf zwei Teller verteilen. Das Steak aus der Alufolie nehmen und dieses schräg in Streifen schneiden. Auf den Salattellern anrichten und Bratensaft aus der Folie darüberträufeln. Mit der restlichen Petersilie garnieren und nach Belieben mit etwas rotem Pfeffer bestäuben.

TIPP

Je nach vorhandenem weiteren Gemüse den Salat zusätzlich mit Tomaten, Gurke und Paprikaschoten variieren.

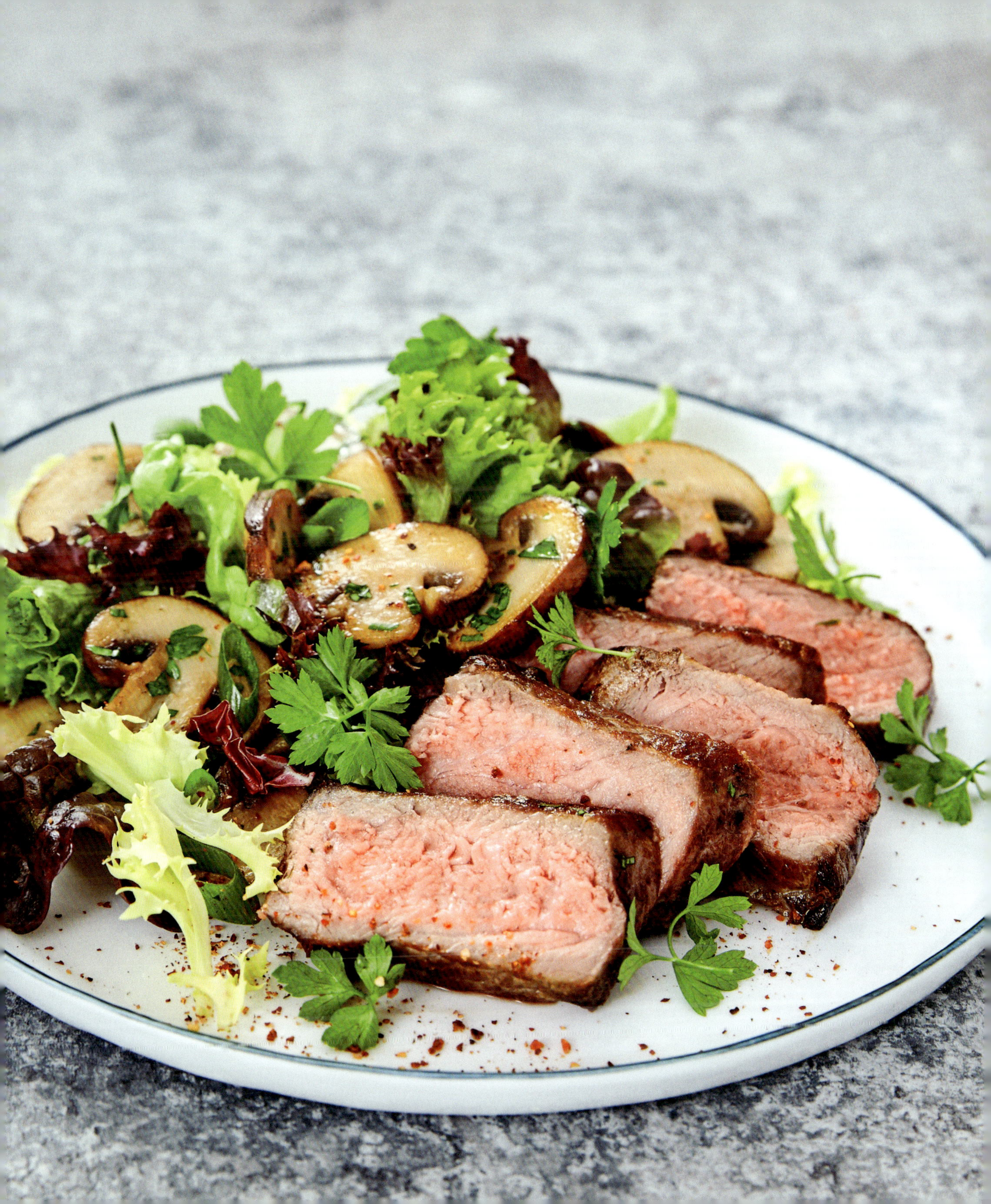

665 KCAL // 2 PERSONEN // 40 MIN.

BUCHWEIZENCRÊPES MIT FRISCHKÄSE-LACHS-FÜLLUNG

ZUTATEN

Für die Crêpes

125 g Buchweizenmehl

1 Ei

250 g Joghurt (1,5 % Fett)

1 EL Olivenöl

50 ml Milch (1,5 % Fett)

Salz

Für die Frischkäse-Lachs-Füllung

100 g leichter Frischkäse

100 g Joghurt (1,5 % Fett)

100 g geräucherter Lachs

Saft von ½ Zitrone

1 EL Olivenöl

2 EL frisch gehackter Dill

Salz

Pfeffer

Außerdem

Rapsöl zum Ausbraten

ZUBEREITUNG

1 Für die Crêpes in einer Schüssel das Mehl mit Ei, Joghurt, Olivenöl, Milch und Salz zu einem dickflüssigen glatten Teig verquirlen. Bei Bedarf noch etwas Milch hinzufügen.

2 Für die Füllung den Frischkäse mit dem Joghurt verrühren. Den geräucherten Lachs klein würfeln und unterrühren. Die Mischung mit Zitronensaft, Olivenöl, Dill, Salz und Pfeffer abschmecken.

3 In einer beschichteten Pfanne wenig Rapsöl erhitzen. Den Teig nochmals durchrühren und 4 dünne Crêpes ausbraten. Auf einem Küchenpapier abtropfen lassen.

4 Die Füllung auf die Crêpes verteilen, verstreichen und aufrollen. Nach Belieben mittig schräg halbieren. Zum Mitnehmen in ein geeignetes Gefäß geben und bis zum Servieren in den Kühlschrank stellen.

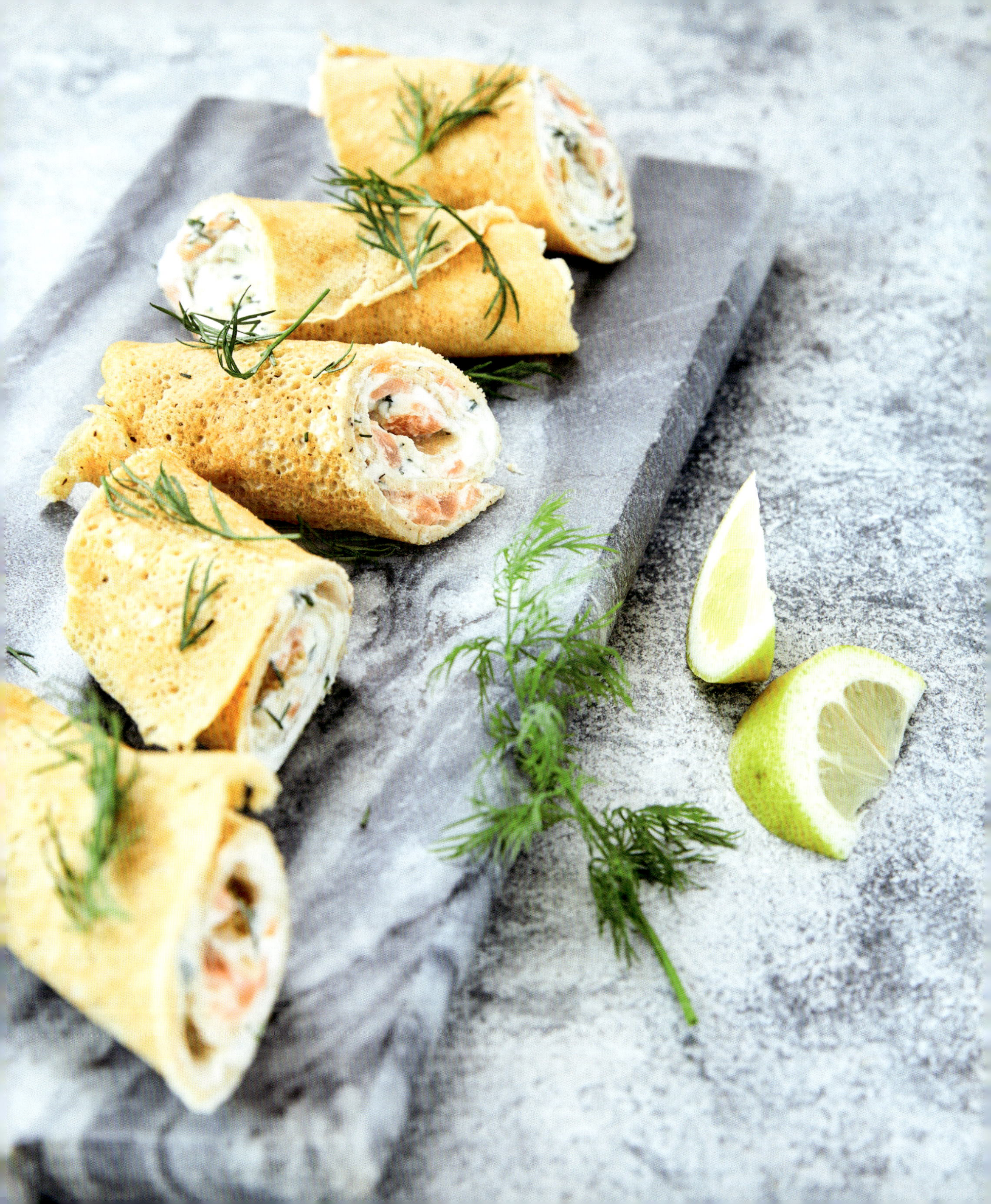

433 KCAL // 4 PERSONEN // 45 MIN.

MARINIERTER LACHS MIT FENCHEL-MÖHREN-GEMÜSE

ZUTATEN

Für das Gemüse

2 Knollen Fenchel

400 g Möhren

4 EL Olivenöl

100 ml Gemüsebrühe

Salz

Pfeffer

Für den Fisch

1 Stück Ingwer (3 cm lang)

2 Limetten

3 EL Sojasoße

Salz, Pfeffer

4 Lachsfilets (à ca. 150 g)

Für den Blumenkohlreis

1 Blumenkohl

½ Granatapfel

2 EL Olivenöl

Salz

Pfeffer

ZUBEREITUNG

1 Für das Gemüse den Backofen auf 200 °C (Ober-/Unterhitze) vorheizen.

2 Den Fenchel putzen, waschen und in dünne Scheiben hobeln oder schneiden. Das Fenchelgrün klein hacken und beiseitelegen. Die Möhren schälen und schräg in dünne Scheiben hobeln oder schneiden. Das Gemüse in der Auflaufform verteilen, mit dem Öl beträufeln und die Gemüsebrühe dazugießen. Mit Salz und Pfeffer würzen und im Ofen auf der mittleren Schiene etwa 15 Minuten backen. Herausnehmen und den Ofen nicht ausschalten.

3 Inzwischen für den Fisch den Ingwer schälen und fein hacken. Die Limetten halbieren und auspressen. Ingwer, Limettensaft und Sojasoße vermischen. Mit Salz und Pfeffer abschmecken.Die Lachsfilets waschen und trocken tupfen, dann in der Marinade zugedeckt 10 Minuten ziehen lassen.

4 Den Blumenkohl putzen, waschen und in Röschen teilen. Dann mit einer Küchenreibe fein raspeln. Den Granatapfel halbieren und die Kerne herauslösen.

5 Die Lachsfilets aus der Marinade nehmen und auf das Fenchel-Möhren-Gemüse legen. Weitere 10 Minuten im Ofen garen. Herausnehmen und warm halten.

6 In einer Pfanne das Öl erhitzen und den Blumenkohlreis darin anschwitzen. Mit Salz und Pfeffer würzen und 3–4 Minuten unter Rühren anbraten. Fenchelgrün und Granatapfelkerne untermischen und nochmals abschmecken. Die Lachsfilets mit Fenchel-Möhren-Gemüse und Blumenkohlreis servieren.

519 KCAL // 2 PERSONEN // 35 MIN.

PAPAYA-HIRSE-SALAT MIT KÜRBISKERNEN

ZUTATEN

Für den Salat

100 g Hirse

Meersalz

1 Zwiebel

1 kleine Papaya

20 g Walnusskerne

2 frische Feigen

1 Bund Petersilie

10 Minzeblätter

20 g Kürbiskerne

20 g Kokosraspel

200 g Rucola

Für das Dressing

1 Knoblauchzehe

2 TL mittelscharfer Senf

2 TL Honig

2 TL Avocadoöl

½ TL Chiliflocken

ZUBEREITUNG

1 Die Hirse in einem Sieb mit heißem Wasser abspülen und abtropfen lassen. 250 ml Wasser in einem Topf aufkochen. Hirse und 1 Prise Meersalz dazugeben und bei niedriger Hitze 10–15 Minuten köcheln lassen, bis das Wasser fast aufgebraucht ist.

2 Inzwischen die Zwiebel schälen und klein würfeln. Die Papaya schälen, halbieren, entkernen und in Würfel schneiden. 1–2 Esslöffel Papayakerne für das Dressing beiseitelegen. Die Walnusskerne klein hacken. Die Feigen waschen und klein schneiden. Petersilie und Minze waschen, trocken tupfen und grob hacken.

3 Die Hirse mit einer Gabel auflockern und mit Zwiebel, Papaya, Walnusskernen, Feigen, Petersilie, Minze, Kürbiskernen und Kokosraspeln vermischen.

4 Für das Dressing den Knoblauch schälen und klein würfeln. Mit Papayakernen, Senf, Honig, Avocadoöl, 6 Teelöffeln Wasser und Chiliflocken im Mixer zu einem Dressing pürieren.

5 Den Rucola putzen, waschen, trocken schleudern und auf einem flachen Teller verteilen. Den Papaya-Hirse-Salat daraufgeben und das Dressing auf dem Salat verteilen.

TIPP
Um Dressings oder Marinaden herzustellen, ist ein kleiner Mixer optimal. Oft gibt es auch zum Pürierstab-Set einen kleinen Behälter mit Messer, der dafür ideal ist.

449 KCAL // 2 PERSONEN // 30 MIN.

HÄHNCHEN-KOKOS-CURRY

ZUTATEN

1 Stück Ingwer (2 cm lang)
1 Zwiebel
1 Knoblauchzehe
250 g Hokkaido-Kürbis
½ Brokkoli
250 g Hähnchenfilet
2 EL Kokosöl
1 TL Currypulver
1 TL Kurkumapulver
400 g leichte Kokosmilch
Salz
Pfeffer
½ Bund Koriandergrün

ZUBEREITUNG

1 Den Ingwer, die Zwiebel und die Knoblauchzehe schälen und fein hacken. Den Kürbis waschen, entkernen und klein würfeln. Den Brokkoli putzen, waschen und in Röschen teilen. Das Hähnchen klein schneiden.

2 In einem großen Topf das Öl erhitzen und Knoblauch, Zwiebel und Ingwer glasig anschwitzen. Das Fleisch dazugeben und rundherum anbraten. Das Curry- und das Kurkumapulver darüberstreuen und den Kürbis kurz anbraten. Mit der Kokosmilch aufgießen. Aufkochen und zugedeckt bei mittlerer Hitze 15 Minuten köcheln lassen, salzen und pfeffern. Den Brokkoli hinzufügen und weitere 5 Minuten köcheln lassen. Das Curry nochmals abschmecken. Das Koriandergrün waschen, trocken schütteln und fein hacken, das Curry damit bestreuen und servieren.

TIPP

Vegetarier und Veganer tauschen das Hähnchen durch Räuchertofu, der mit seinen Vitalstoffen ebenfalls Haut und Haaren schmeichelt.

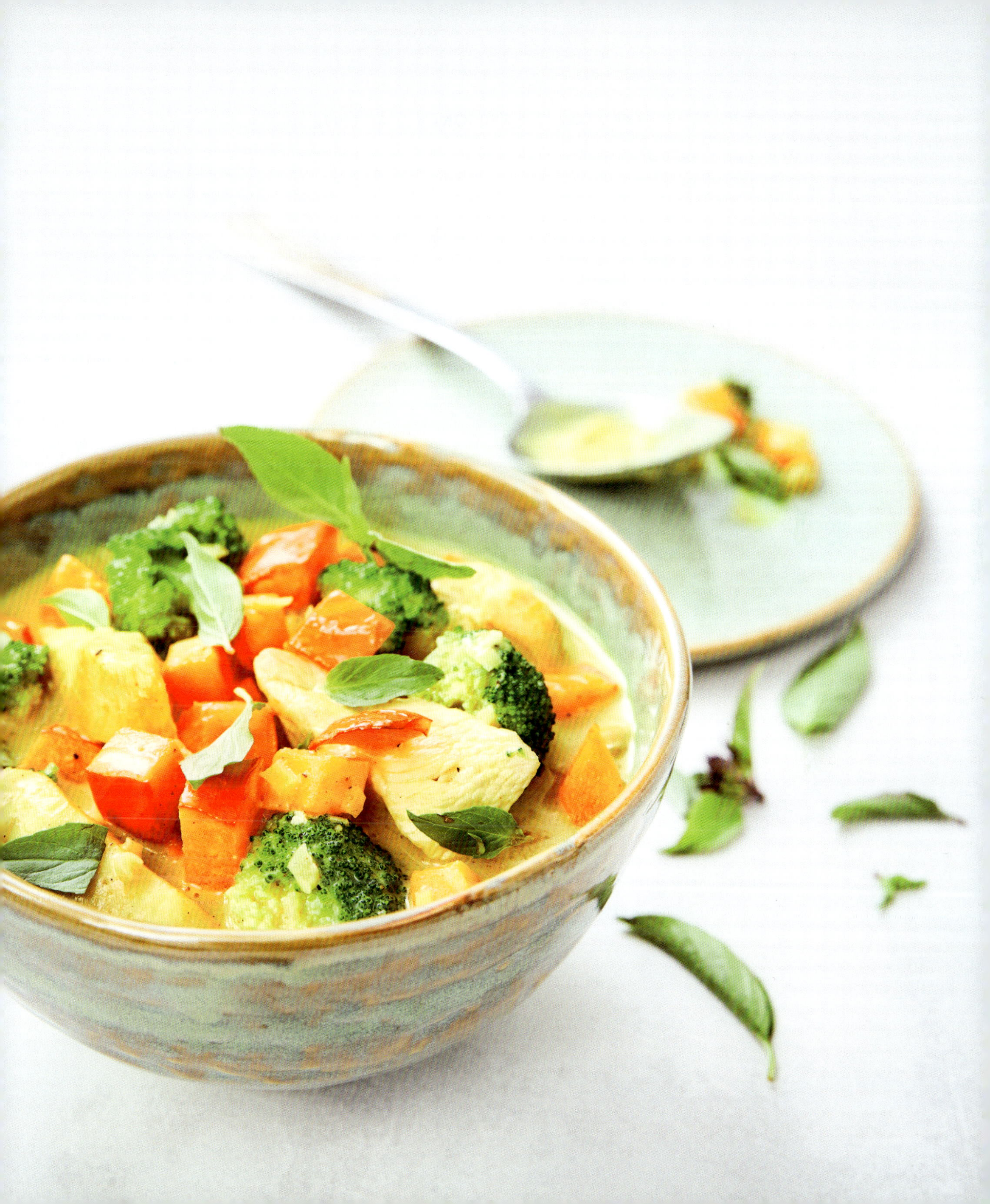

176 KCAL // 2 PERSONEN // 45 MIN.

KÜRBIS-SPINAT-DAL MIT INGWER UND CHILI

ZUTATEN

100 g rote Linsen

1 rote Zwiebel

1 Knoblauchzehe

1 daumengroßes Stück frischer Ingwer

1 rote Chilischote

2 EL Olivenöl

½ TL Kurkumapulver

1 TL Meersalz

1 TL gemahlener Kümmel

1 TL Senfsamen

200 g Butternut-Kürbis (wahlweise Hokkaido- oder Muskat-Kürbis)

2 Handvoll Spinat

ZUBEREITUNG

1 Die Linsen in einem Sieb mit heißem Wasser abspülen und abtropfen lassen. Inzwischen Zwiebel, Knoblauch und Ingwer schälen und jeweils klein schneiden. Die Chilischote längs aufschneiden, putzen, waschen und klein schneiden.

2 Olivenöl in einer Pfanne mit Deckel erhitzen, Zwiebel, Knoblauch und Chili darin 5 Minuten anbraten. Linsen, Ingwer, Kurkumapulver, Meersalz, Kümmel und Senfsamen dazugeben und kurz anbraten. Dann so viel Wasser dazugießen, dass die Linsen etwa zwei fingerbreit mit Wasser bedeckt sind. Den Deckel schräg auflegen und die Linsen bei mittlerer Hitze in etwa 8 Minuten garen.

3 Inzwischen den Kürbis schälen (Hokkaido-Kürbis nicht schälen!), entkernen und in kleine Würfel schneiden. Spinat putzen, waschen und abtropfen lassen. Den Kürbis zu den Linsen geben und unter gelegentlichem Rühren 12–15 Minuten köcheln lassen, bis er weich und das Wasser eingekocht ist. Den Spinat unterrühren und bei niedriger Hitze 3–5 Minuten weiterköcheln lassen.

150 KCAL // 2 PERSONEN // 30 MIN.

LIMETTEN-AVOCADO-SUPPE MIT GARNELEN

ZUTATEN

1 kleine Zwiebel

1 Knoblauchzehe

1 kleine rote Chilischote

Olivenöl

500 ml Gemüsebrühe

100 ml Kokosmilch aus der Dose

1 Avocado

1 Limette

150 g Eismeer-Garnelen

roter Pfeffer, frisch gemahlen

Meersalz

1 Handvoll Petersilienblätter

ZUBEREITUNG

1 Zwiebel und Knoblauch schälen und klein schneiden. Die Chilischote putzen, waschen und mit den Samen klein schneiden.

2 1 Esslöffel Olivenöl in einem Topf erhitzen, Zwiebel, Knoblauch und Chili darin 2 Minuten anbraten. Gemüsebrühe und Kokosmilch dazugießen, aufkochen und 5 Minuten köcheln lassen.

3 Die Avocado halbieren und den Stein entfernen. Das Fruchtfleisch mit einem Löffel aus der Schale lösen. Den Saft der Limette auspressen. Avocado und Limettensaft zur Brühe geben und alles weitere 5 Minuten köcheln lassen.

4 Dann den Topf beiseitestellen und die Suppe mit einem Pürierstab oder im Mixer pürieren. Die Garnelen kalt abspülen und abtropfen lassen. Etwas Olivenöl in einer Pfanne erhitzen, die Garnelen darin 3 Minuten anbraten. Mit rotem Pfeffer und Meersalz würzen.

5 Die Petersilie waschen, trocken tupfen und klein hacken. Die Suppe mit Meersalz würzen, mit Eismeer-Garnelen und Petersilie garnieren und servieren.

TIPP

Wenn du die Avocado am gleichen oder am nächsten Tag verwenden möchtest, dann achte beim Kauf darauf, dass sie bei einem Druck mit dem Daumen oben am Strunk leicht nachgibt.

405 KCAL // 4 PERSONEN // 40 MIN.

HACKBÄLLCHEN MIT RAITA & ZUCCHINI-LAUCH-GEMÜSE

ZUTATEN

Für die Raita

½ Gurke

1 Bund Petersilie

4 Stiele Minze

250 g Magerquark

200 g Joghurt

gemahlener Kreuzkümmel

gemahlener Koriander

Salz

Pfeffer

Für die Hackbällchen

1 Knoblauchzehe

½ Bund Koriandergrün

500 g Rinderhackfleisch

Rapsöl zum Braten

Für das Gemüse

1 Zwiebel

2 Stangen Lauch

1 kg Zucchini

3 Stiele Thymian

2 EL Olivenöl

ZUBEREITUNG

1 Für die Raita die Gurke schälen, längs halbieren und die Kerne mithilfe eines Löffels herauskratzen. Die Gurke grob raspeln. Petersilie und Minze waschen, trocken schütteln und fein hacken. Quark mit Joghurt verrühren, Gurke und die Hälfte der Petersilie und die Minze unterheben. Mit je ½ TL Kreuzkümmel und Koriander sowie Salz und Pfeffer abschmecken.

2 Für die Hackbällchen die Knoblauchzehe schälen und fein hacken. Den Koriander waschen, trocken schütteln, die Blätter abzupfen und fein hacken. Das Hackfleisch mit Knoblauch, Koriander und übriger Petersilie vermischen. Mit 1 TL Kreuzkümmel, Salz und Pfeffer würzen und alles gut verkneten. Aus der Masse 16–18 Hackbällchen formen und zugedeckt im Kühlschrank etwa 10 Minuten ziehen lassen.

3 Den Backofen auf 80 °C erhitzen. Ein Backblech mit Backpapier auslegen. In einer Pfanne etwas Rapsöl erhitzen und die Hackbällchen darin portionsweise bei mittlerer bis starker Hitze rundum etwa 8 Minuten anbraten. Herausnehmen und im Ofen warm halten.

4 Für das Gemüse die Zwiebel schälen und fein hacken. Den Lauch putzen, waschen und in Ringe schneiden. Die Zucchini putzen, waschen und in Scheiben schneiden. Den Thymian waschen, trocken schütten und fein hacken. In einer Pfanne das Olivenöl erhitzen und Zwiebel und Lauch darin 2–3 Minuten anbraten. Die Zucchini zugeben und weitere 4–5 Minuten bissfest anbraten. Mit Thymian, Salz und Pfeffer abschmecken.

5 Die Hackbällchen mit der Raita und dem Zucchini-Lauch-Gemüse servieren.

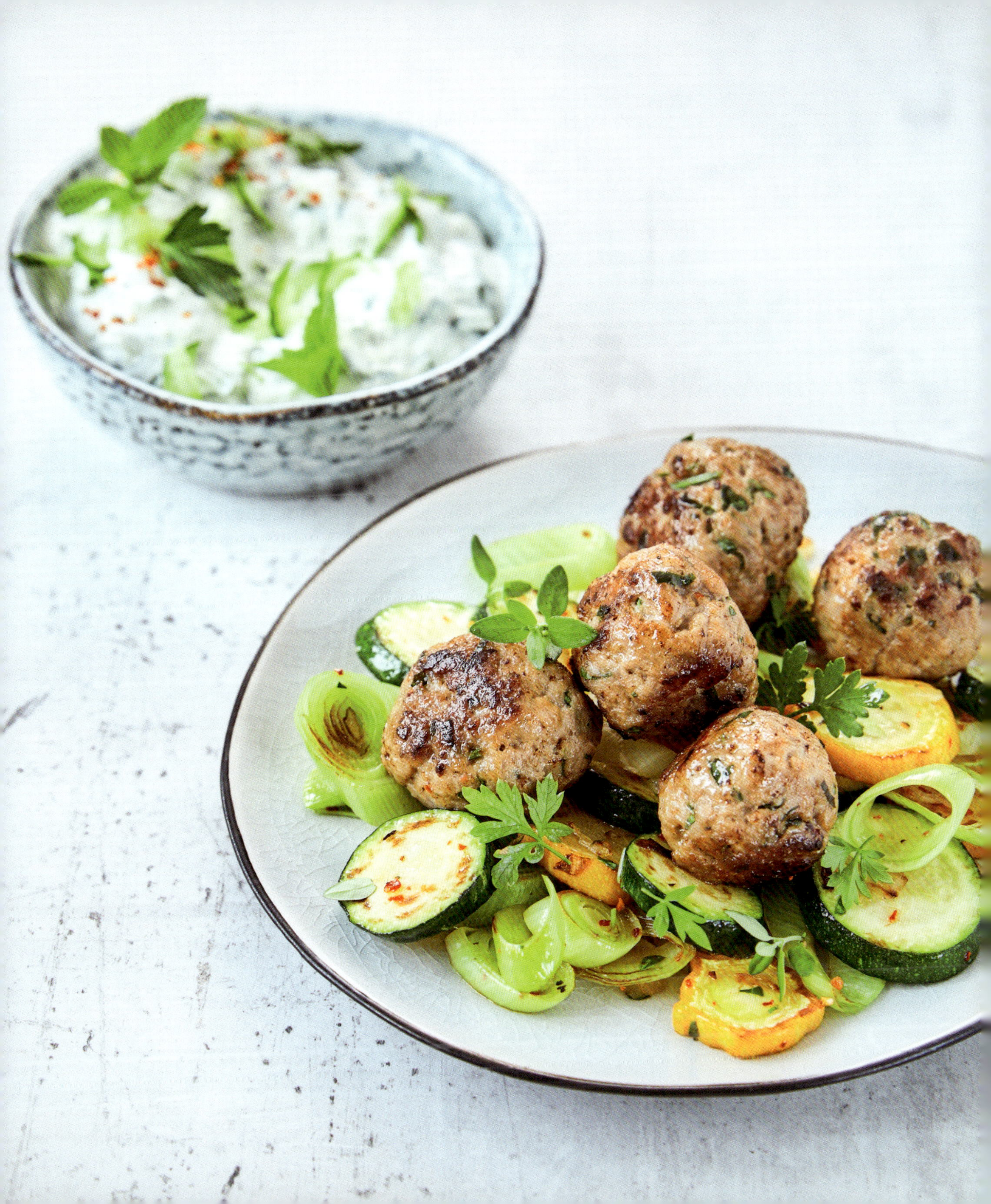

245 KCAL // 4 PERSONEN // 20 MIN.

BOHNEN-THUNFISCH-SALAT

ZUTATEN

2 Dosen weiße Bohnen (Abtropfgewicht 480 g)

2 Dosen Thunfisch (je ca. 140 g)

100 g Rucola

½ Bund Petersilie

1 kleine rote Zwiebel

50 ml Apfelessig

2 EL Olivenöl

Salz, Pfeffer

ZUBEREITUNG

1. Die Bohnen abspülen und abtropfen lassen. Den Thunfisch abtropfen lassen. Rucola und Petersilie waschen, trocken schütteln. Die Petersilie klein hacken. Die Zwiebel schälen und in Ringe schneiden. Alles vorsichtig miteinander mischen.

2. Essig, Öl, Salz und Pfeffer verquirlen und über den Salat geben.

3. Den Salat mit Vollkornbrot servieren.

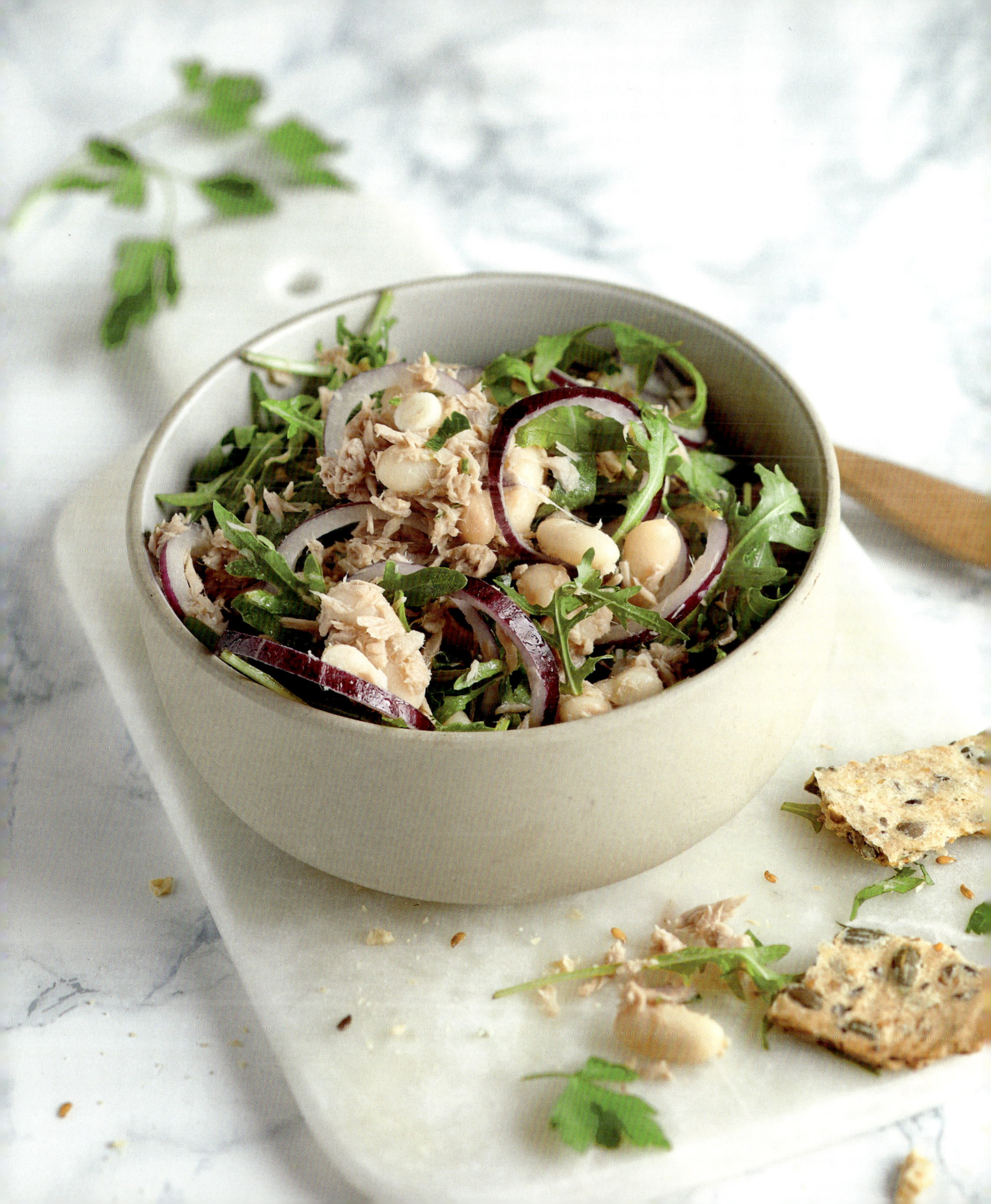

380 KCAL // 100–150 G // CA. 1 STD.

ZUCCHINI- & SÜSS-KARTOFFEL-CHIPS

ZUTATEN

1 Zucchini

1 Süßkartoffel

1 Prise Salz

ZUBEREITUNG

1 Den Backofen auf 110 °C (Umluft) vorheizen.

2 Die Zucchini bzw. die geschälte Süßkartoffel in feine Scheiben schneiden oder hobeln (etwa 5 mm dick).

3 Nun die Gemüsescheiben auf ein mit Backpapier ausgelegtes Backblech legen und mit einer Prise Salz würzen. Je nachdem, wie dick deine Chips sind, etwa 50–60 Minuten backen.

94 KCAL // 12 BALLS // 35 MIN.+1 STD.

CHIA-KOKOS-POWERBALLS

ZUTATEN

Für 12 Powerballs

60 g kernige Haferflocken

120 g zimmerwarmes Erdnussmus

2 EL Blütenhonig

½ TL Zimt

2 TL Chiasamen

20 g Cranberrys oder Goji-Beeren

20 g Kokosflocken

Für die Deko

Kokosflocken

Abrieb von 1 Bio-Limette

ZUBEREITUNG

1 Alle Zutaten in einen Hochleistungsmixer geben und so fein zerkleinern, dass eine formbare Masse entsteht. Diese zu 12 Kugeln formen.

2 Kokosflocken und Limettenabrieb auf einem Teller miteinander mischen und die Powerballs darin wälzen.

3 Die Kokosbällchen dann für mindestens 60 Minuten in den Kühlschrank stellen und anschließend genießen.

TIPP

In einer Frischhaltedose halten sich die Powerballs problemlos mehrere Tage im Kühlschrank.

543 KCAL // 4 PERSONEN // 45 MIN.

BUNTER TRAILMIX

ZUTATEN

4 EL Kokosöl (oder Butter)

100 g geschälte Mandeln

100 g geschälte Erdnüsse

50 g Kokoschips (Kokosspäne)

Salz

50 g getrocknete Mini-Feigen

50 g Bananenchips

25 g getrocknete Cranberrys

25 g getrocknete Physalis

25 g getrocknete Sauerkirschen

ZUBEREITUNG

1 Den Backofen auf 120 °C Ober-/Unterhitze (Umluft ist nicht empfehlenswert) vorheizen. Kokosöl oder Butter in einer beschichteten Pfanne schmelzen, Mandeln, Erdnüsse und Kokoschips zugeben, 1 Teelöffel Salz darüberstreuen und alles unter ständigem Rühren erhitzen, bis das Öl oder die Butter richtig heiß ist.

2 Die Mandeln, Erdnüsse und Kokoschips auf ein mit Backpapier ausgelegtes Blech geben und im heißen Ofen (Mitte) 20–25 Minuten trocknen lassen, sie sollten lediglich leicht bräunen. Anschließend herausnehmen und abkühlen lassen.

3 Inzwischen die Mini-Feigen vierteln, die Bananenchips eventuell kleiner brechen. Beides zusammen mit den getrockneten Früchten und der gerösteten, abgekühlten Nussmischung vermengen. Zum Aufbewahren alles in ein verschließbares Glas füllen.

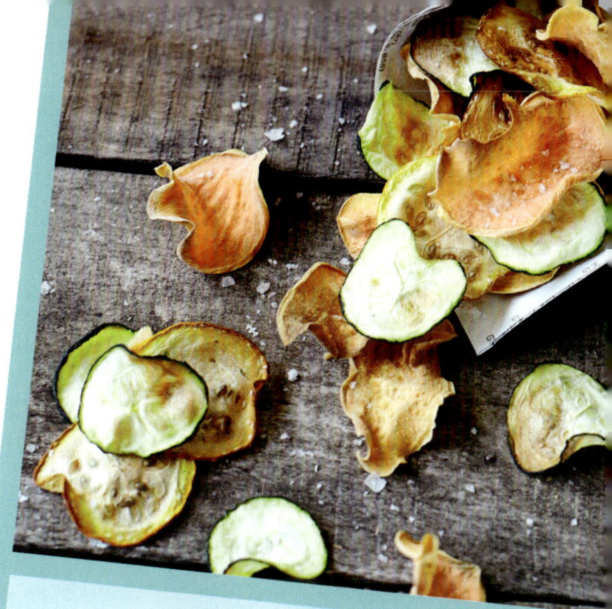

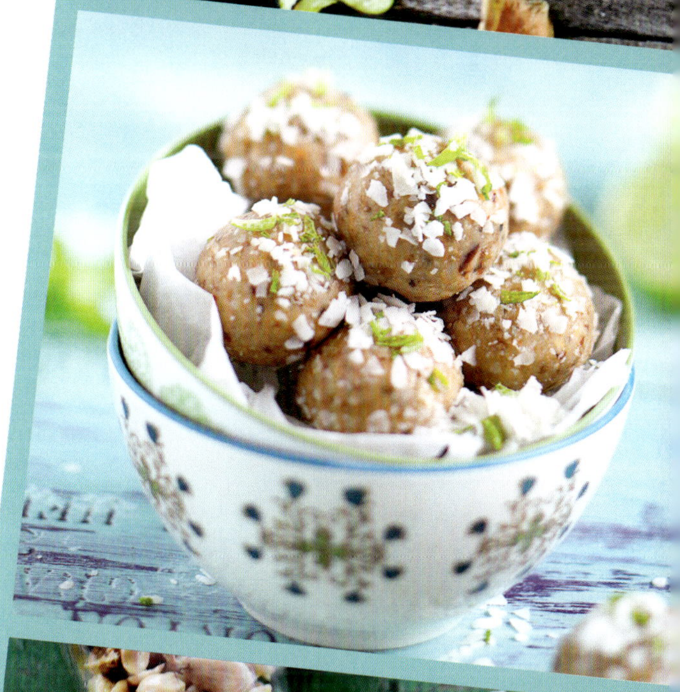

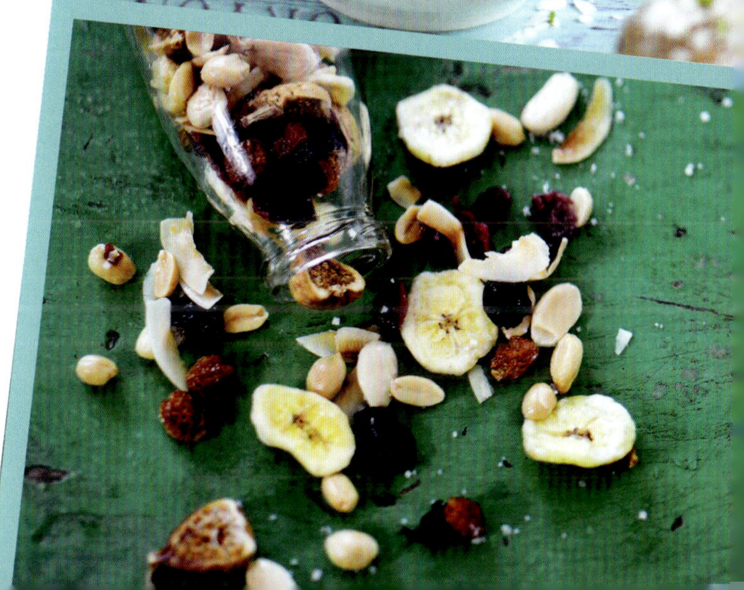

DEINE TRANSFORMATION
DEINE ENTSCHEIDUNG

Ich denke, dass jeder von uns im Grunde seines Herzens weiß, was ihm guttut. Dennoch betreiben wir durch die Art, wie wir leben und arbeiten, immer wieder Raubbau an unserem Körper und an unserer Gesundheit. Es geht mir bei meiner Arbeit als Trainer nicht darum, aus dir einen Superathleten oder eine Sportskanone zu machen. Es geht mir vielmehr darum, jeden, mit dem ich zusammenarbeite, für das Wichtigste zu sensibilisieren, das er besitzt: seinen Körper.

In diesem Buch steckt alles drin, was du brauchst, um dir und deinem Körper etwas Gutes zu tun. Ein Training, das du zu jeder Zeit und an jedem Ort absolvieren kannst. Eine Methode, die Rücksicht auf dein Leistungsvermögen nimmt, die dich weder über- noch unterfordert und die dich ständig motiviert, deinen Vertrag mit dir selbst zu erfüllen. Du findest Challenges, die deinen Trainingsalltag aufpeppen. Ich gebe dir in diesem Buch Trainingspläne an die Hand, und du lernst, ideinen Vertrag mit dir selbst zu erfüllen. Die aufgeführten Tipps und Rezepte helfen dir, dich gesünder zu ernähren. Darüber hinaus kannst du mit meinen Abnehm-Boostern ganz gezielt an deinem Gewicht arbeiten. All diese Dinge sind kleine Puzzlestücke, die dazu beitragen können, ein aktives, gesundes Leben zu führen. Doch zusammensetzen musst du sie selbst. Viel Erfolg dabei!

Solltest du dabei Fragen oder Anregungen haben, sehen wir uns in der 20-to-Shape-Community.

Ich freue mich auf dich.

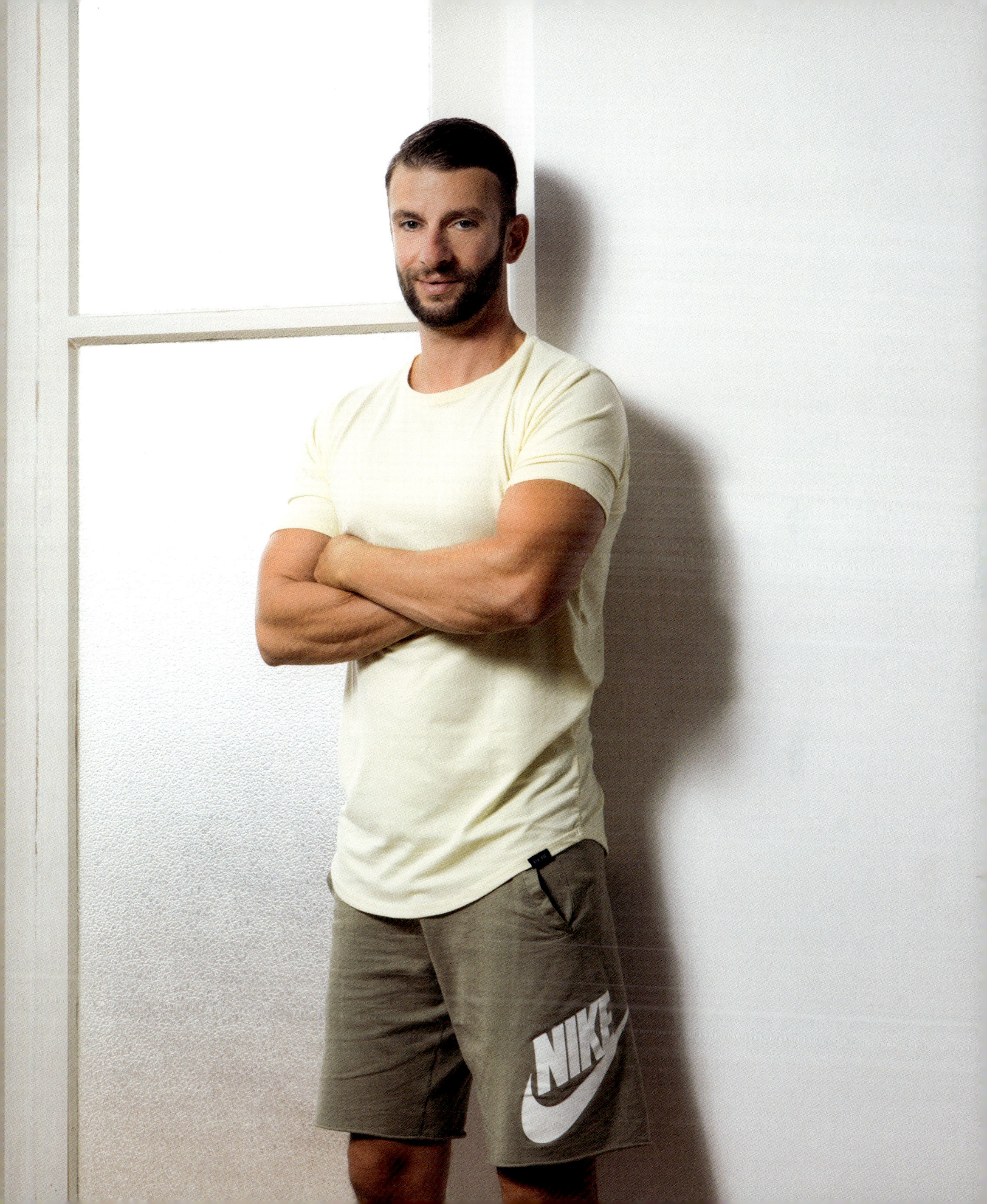
NIKE

FÜR NOCH MEHR TRAININGSINTENSITÄT

Du willst schneller größere Erfolge sehen? Dann möchte ich dir einige Produkte einer meiner Lieblingshersteller ans Herz legen. Die Firma Artzt (www.artzt.eu) produziert intelligente Mini-Trainigsgeräte, die dein Hometraining noch effektiver machen, ohne die Verletzungsgefahr zu erhöhen.

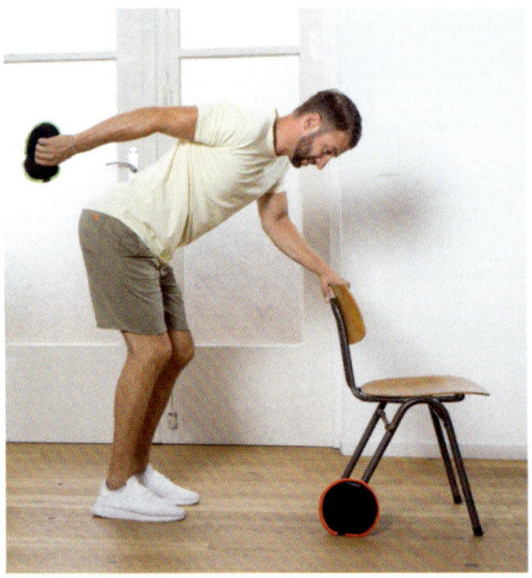

SAND-BAGS

Sand-Bags haben eine bessere Griffigkeit als Hanteln und trainieren nebenbei auch die Handmuskeln

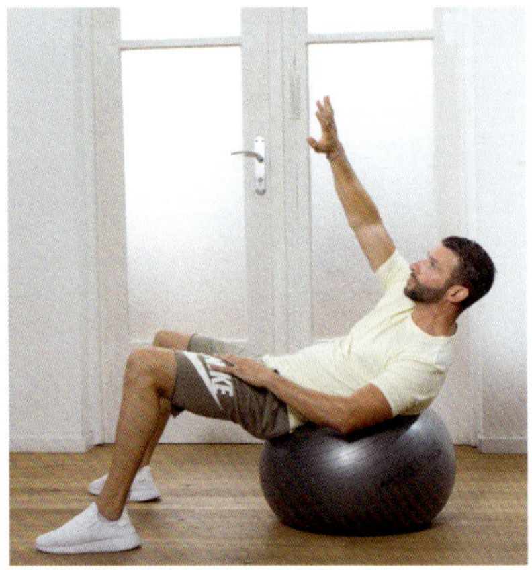

FITNESS-BALL

Fitness-Ball, um Bauch- und Stabilisationsübungen noch intensiver zu gestalten

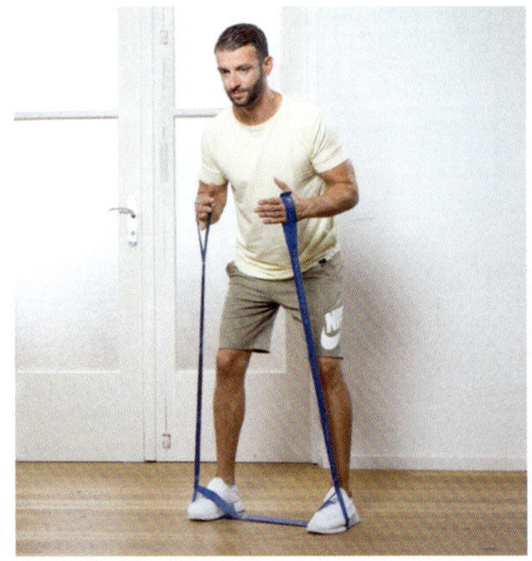

THERABAND CLX

TheraBand CLX – Das kleinste Fitnessstudio der Welt fungiert als Widerstandsband

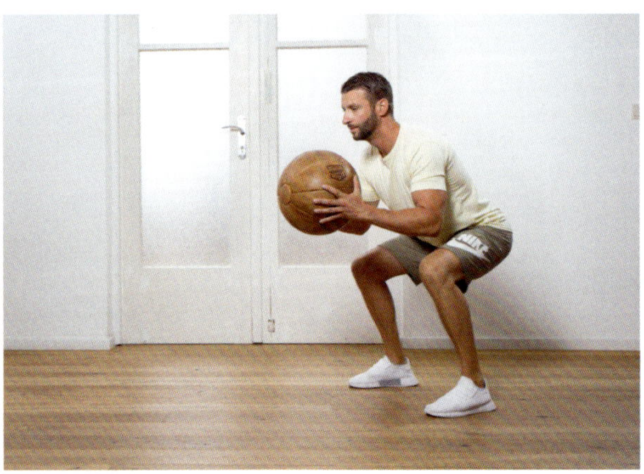

MEDIZINBALL

Medizinball (4 kg) als effektiver Hantelersatz

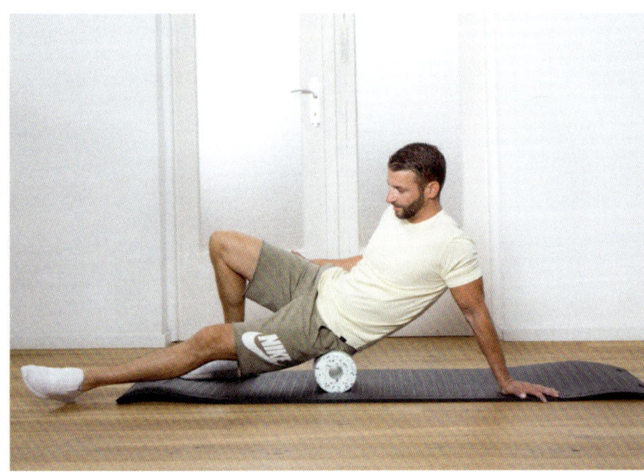

FASZIENROLLE

Faszienrollen unterstützen die Regeneration

DU WILLST MEHR?

BÜCHER ZUM AUSPOWERN UND FÜR DEN KRAFTAUFBAU

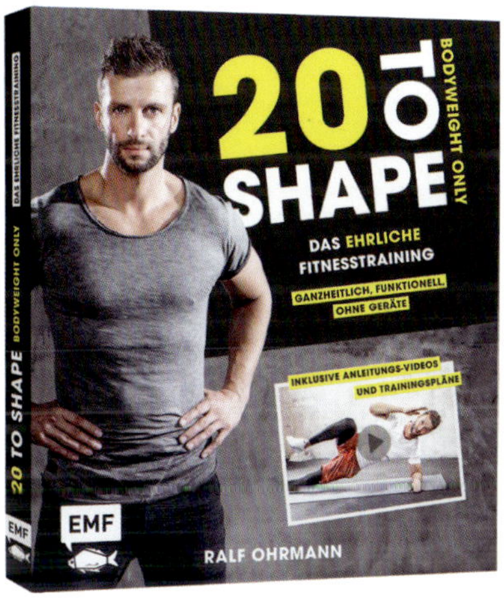

20 TO SHAPE – BODYWEIGHT ONLY

ISBN 978-3-86355-980-9

20,00 € (DE)/ 20,60 € (AT)

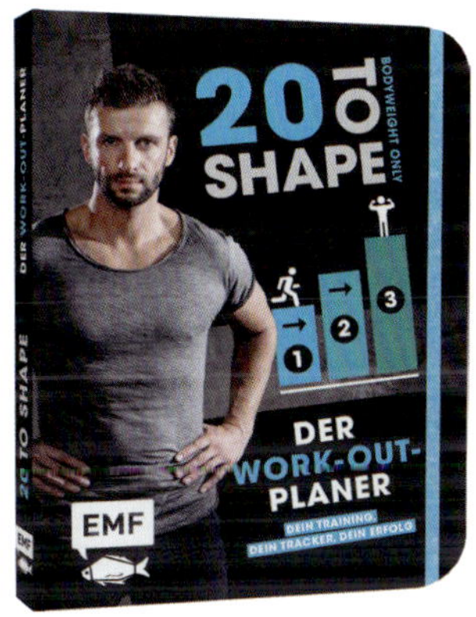

20 TO SHAPE – BODYWEIGHT ONLY: DER WORK-OUT-PLANER

ISBN 978-3-96093-153-9

9,99 € (DE)/ 10,30 € (AT)

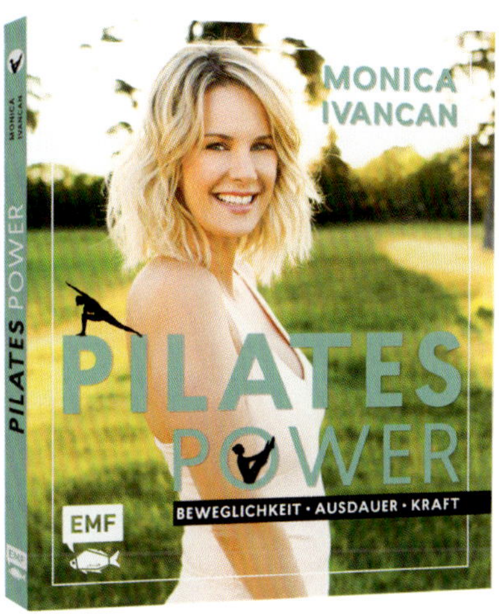

PILATES POWER – BEWEGLICHKEIT, AUSDAUER, KRAFT

ISBN 978-3-96093-151-5

18,00 € (DE)/ 18,50 € (AT)

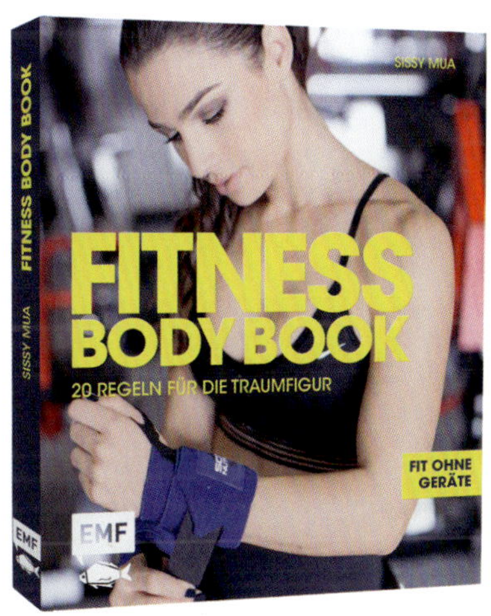

FITNESS BODY BOOK

ISBN 978 3 86355-979-3

18,00 € (DE)/ 18,50 € (AT)

IMPRESSUM

Bibliografische Information der Deutschen Bibliothek.

Die Deutsche Bibliothek verzeichnet diese Publikation in der Deutschen Nationalbibliografie.

Detaillierte bibliografische Daten sind im Internet über http://www.dnb.de/ abrufbar.

EIN BUCH DER EDITION MICHAEL FISCHER

1. Auflage 2018

Covergestaltung: Michaela Zander, Yvonne Witzan
Layout: Verena Raith
Satz: Yvonne Witzan
Redaktion: Daniel Wiechmann, München
Rezepte: Sabrina Sue Daniels: S. 118, 138; Rose Marie Donhauser: S. 124; Tanja Dusy: S. 139; Luisa Eckhard, Julia Fodor: 138; Michael Weckerle: 118, 129, 133, 132; Christina Wiedemann: S. 119, 120, 121, 123, 126, 128, 129, 130, 134, 136
Lektorat: Simone Giesler, Sandhausen
Produktmanagement: Saskia Wedhorn, Diana Jedrzejewski
Fotos: Severin Schweiger, München
Rezeptbilder: Nadja Buchczik: S. 119, 121, 125, 127, 131, 135, 139; Sabrina Sue Daniels: S. 119, 139, 121,137; Tanja Major: S. 139

ISBN 978-3-96093-150-8

Gedruckt bei Polygraf Print, Čapajevova 44, 08001 Prešov, Slowakei

www.emf-verlag.de